全国普通高等医学院校药学类专业"十三五"规划教材配套教材

U0741730

药物分析实验指导

（供药学类专业用）

主　编　张振秋　马　宁

副主编　齐永秀　张开莲　倪丹蓉　沈报春

编　委　（以姓氏笔画为序）

马　宁（长沙医学院）　　　　　　　马　涛（蚌埠医学院）

王　超（大连医科大学）　　　　　　王　静（辽宁中医药大学）

丘　琴（广西中医药大学）　　　　　冯雪松（中国医科大学）

向　一（华中科技大学药学院）　　　齐永秀（泰山医学院）

孙长海（佳木斯大学药学院）　　　　杨　洁（南方医科大学）

沈报春（昆明医科大学）　　　　　　张　楠（郑州大学药学院）

张开莲（西南医科大学）　　　　　　张振秋（辽宁中医药大学）

范　辉（广东药科大学）　　　　　　胡　爽（山西医科大学）

倪丹蓉（牡丹江医学院）　　　　　　崔力剑（河北中医学院）

麻秋娟（河南中医药大学）

中国医药科技出版社

内 容 提 要

　　本书是全国普通高等医学院校药学类专业"十三五"规划教材配套教材之一。全书包括药物分析实验基本要求、药物的鉴别与检查、中药的鉴别与检查、药物的含量测定、中药的含量测定、生物制品药物分析、体内药物分析、综合性实验与设计性实验等八章共70个实验。

　　本书主要供普通高等医学院校药学、药剂学专业学生使用。

图书在版编目（CIP）数据

药物分析实验指导／张振秋，马宁主编. —北京：中国医药科技出版社，2016. 10

全国普通高等医学院校药学类专业"十三五"规划教材

ISBN 978-7-5067-7927-2

Ⅰ. ①药…　　Ⅱ. ①张…　②马…　　Ⅲ. ①药物分析-实验-医学院校-教材　　Ⅳ. ①R917-33

中国版本图书馆 CIP 数据核字（2016）第 254329 号

中国医药科技出版社官网　www. cmstp. com	医药类专业图书、考试用书及
	健康类图书查询、在线购买
网络增值服务官网　textbook. cmstp. com	医药类教材数据资源服务

美术编辑　陈君杞

版式设计　郭小平

出版　中国医药科技出版社

地址　北京市海淀区文慧园北路甲 22 号

邮编　100082

电话　发行：010-62227427　邮购：010-62236938

网址　www. cmstp. com

规格　787×1092mm $\frac{1}{16}$

印张　8

字数　165 千字

版次　2016 年 10 月第 10 版

印次　2021 年 12 月第 3 次印刷

印刷　三河市万龙印装有限公司

经销　全国各地新华书店

书号　ISBN 978-7-5067-7927-2

定价　**20. 00 元**

全国普通高等医学院校药学类专业"十三五"规划教材
出 版 说 明

全国普通高等医学院校药学类专业"十三五"规划教材，是在深入贯彻教育部有关教育教学改革和我国医药卫生体制改革新精神，进一步落实《国家中长期教育改革和发展规划纲要》（2010-2020 年）的形势下，结合教育部的专业培养目标和全国医学院校培养应用型、创新型药学专门人才的教学实际，在教育部、国家卫生和计划生育委员会、国家食品药品监督管理总局的支持下，由中国医药科技出版社组织全国近 100 所高等医学院校约 400 位具有丰富教学经验和较高学术水平的专家教授悉心编撰而成。本套教材的编写，注重理论知识与实践应用相结合、药学与医学知识相结合，强化培养学生的实践能力和创新能力，满足行业发展的需要。

本套教材主要特点如下：

1. 强化理论与实践相结合，满足培养应用型人才需求

针对培养医药卫生行业应用型药学人才的需求，本套教材克服以往教材重理论轻实践、重化工轻医学的不足，在介绍理论知识的同时，注重引入与药品生产、质检、使用、流通等相关的"实例分析/案例解析"内容，以培养学生理论联系实际的应用能力和分析问题、解决问题的能力，并做到理论知识深入浅出、难度适宜。

2. 切合医学院校教学实际，突显教材内容的针对性和适应性

本套教材的编者分别来自全国近 100 所高等医学院校教学、科研、医疗一线实践经验丰富、学术水平较高的专家教授，在编写教材过程中，编者们始终坚持从全国各医学院校药学教学和人才培养需求以及药学专业就业岗位的实际要求出发，从而保证教材内容具有较强的针对性、适应性和权威性。

3. 紧跟学科发展、适应行业规范要求，具有先进性和行业特色

教材内容既紧跟学科发展，及时吸收新知识，又体现国家药品标准［《中国药典》（2015 年版）］、药品管理相关法律法规及行业规范和 2015 年版《国家执业药师资格考试》（《大纲》《指南》）的要求，同时做到专业课程教材内容与就业岗位的知识和能力要求相对接，满足药学教育教学适应医药卫生事业发展要求。

4. 创新编写模式，提升学习能力

在遵循"三基、五性、三特定"教材建设规律的基础上，在必设"实例分析/案例解析"

模块的同时，还引入"学习导引""知识链接""知识拓展""练习题"（"思考题"）等编写模块，以增强教材内容的指导性、可读性和趣味性，培养学生学习的自觉性和主动性，提升学生学习能力。

5. 搭建在线学习平台，丰富教学资源、促进信息化教学

本套教材在编写出版纸质教材的同时，均免费为师生搭建与纸质教材相配套的"医药学堂"在线学习平台（含数字教材、教学课件、图片、视频、动画及练习题等），使教学资源更加丰富和多样化、立体化，更好地满足在线教学信息发布、师生答疑互动及学生在线测试等教学需求，提升教学管理水平，促进学生自主学习，为提高教育教学水平和质量提供支撑。

本套教材共计 29 门理论课程的主干教材和 9 门配套的实验指导教材，将于 2016 年 1 月由中国医药科技出版社出版发行。主要供全国普通高等医学院校药学类专业教学使用，也可供医药行业从业人员学习参考。

编写出版本套高质量的教材，得到了全国知名药学专家的精心指导，以及各有关院校领导和编者的大力支持，在此一并表示衷心感谢。希望本套教材的出版，将会受到广大师生的欢迎，对促进我国普通高等医学院校药学类专业教育教学改革和药学类专业人才培养作出积极贡献。希望广大师生在教学中积极使用本套教材，并提出宝贵意见，以便修订完善，共同打造精品教材。

中国医药科技出版社
2016 年 1 月

全国普通高等医学院校药学类专业"十三五"规划教材
书　目

序号	教材名称	主编	ISBN
1	高等数学	艾国平　李宗学	978-7-5067-7894-7
2	物理学	章新友　白翠珍	978-7-5067-7902-9
3	物理化学	高　静　马丽英	978-7-5067-7903-6
4	无机化学	刘　君　张爱平	978-7-5067-7904-3
5	分析化学	高金波　吴　红	978-7-5067-7905-0
6	仪器分析	吕玉光	978-7-5067-7890-9
7	有机化学	赵正保　项光亚	978-7-5067-7906-7
8	人体解剖生理学	李富德　梅仁彪	978-7-5067-7895-4
9	微生物学与免疫学	张雄鹰	978-7-5067-7897-8
10	临床医学概论	高明奇　尹忠诚	978-7-5067-7898-5
11	生物化学	杨　红　郑晓珂	978-7-5067-7899-2
12	药理学	魏敏杰　周　红	978-7-5067-7900-5
13	临床药物治疗学	曹　霞　陈美娟	978-7-5067-7901-2
14	临床药理学	印晓星　张庆柱	978-7-5067-7889-3
15	药物毒理学	宋丽华	978-7-5067-7891-6
16	天然药物化学	阮汉利　张　宇	978-7-5067-7908-1
17	药物化学	孟繁浩　李柱来	978-7-5067-7907-4
18	药物分析	张振秋　马　宁	978-7-5067-7896-1
19	药用植物学	董诚明　王丽红	978-7-5067-7860-2
20	生药学	张东方　税丕先	978-7-5067-7861-9
21	药剂学	孟胜男　胡容峰	978-7-5067-7881-7
22	生物药剂学与药物动力学	张淑秋　王建新	978-7-5067-7882-4
23	药物制剂设备	王　沛	978-7-5067-7893-0
24	中医药学概要	周　晖　张金莲	978-7-5067-7883-1
25	药事管理学	田　侃　吕雄文	978-7-5067-7884-8
26	药物设计学	姜凤超	978-7-5067-7885-5
27	生物技术制药	冯美卿	978-7-5067-7886-2
28	波谱解析技术的应用	冯卫生	978-7-5067-7887-9
29	药学服务实务	许杜娟	978-7-5067-7888-6

注：29 门主干教材均配套有中国医药科技出版社"医药学堂"在线学习平台。

全国普通高等医学院校药学类专业"十三五"规划教材
配套教材书目

序号	教材名称	主编	ISBN
1	物理化学实验指导	高 静　马丽英	978-7-5067-8006-3
2	分析化学实验指导	高金波　吴 红	978-7-5067-7933-3
3	生物化学实验指导	杨 红	978-7-5067-7929-6
4	药理学实验指导	周 红　魏敏杰	978-7-5067-7931-9
5	药物化学实验指导	李柱来　孟繁浩	978-7-5067-7928-9
6	药物分析实验指导	张振秋　马 宁	978-7-5067-7927-2
7	仪器分析实验指导	余邦良	978-7-5067-7932-6
8	生药学实验指导	张东方　税丕先	978-7-5067-7930-2
9	药剂学实验指导	孟胜男　胡容峰	978-7-5067-7934-0

前言
PREFACE

　　药物分析实验是药物分析课程的重要组成部分，是运用各种分析技术研究和检验药物及其制剂质量的实践性课程。本教材根据《中国药典》和国外药典选择代表性药物进行分析，包括化学药物、中药材及中成药、生化药物与生物制品和生物体内样品；既包括原料药物分析，也包括片剂、胶囊剂、注射剂等多种制剂的分析；涉及的分析方法有典型的容量分析法、紫外分光光度法、薄层色谱法、高效液相色谱法、气相色谱法、质谱等；实验类型可以分为验证性实验、综合型实验和设计型实验。

　　本课程要求学生加深对药物分析学科基本理论和专业知识的认识和理解，掌握《中国药典》常用的分析方法、实验技术的基本原理及常用仪器的正确使用，熟悉各种分析方法的操作技术及分析方法的建立和效能指标的评价，以培养学生具有科学的实验态度和操作技能，为从事药品质量研究与检验工作奠定基础。

　　为了完成教学大纲的实验教学内容，要求学生实验课前必须认真预习，明确实验目的，了解实验内容和方法，并结合课堂教学理解实验的基本原理，必要时需要查阅文献并自行设计实验方案；实验中要有严谨的科学态度和实事求是的科学作风；严格操作，正确使用仪器，认真观察实验现象，详细作好原始记录；实验报告要求书写正确规范；严格遵守实验室规章制度，注意安全，保持室内卫生。

　　本实验教材主要供药学、药剂学专业学生使用，其他专业可酌情选用。由于作者水平有限，加之时间仓促，如有不当之处，恳请读者提出宝贵意见。

编者
2016 年 7 月

目 录
CONTENTS

第一章 药物分析实验基本要求 ·· 1

一、药物分析实验课的任务与要求 ·· 1

二、实验室安全常识 ·· 1

三、实验记录与报告 ·· 2

四、化学试剂的分类 ·· 3

第二章 药物的鉴别与检查 ·· 4

实验一 葡萄糖杂质检查 ·· 4

实验二 芳酸类药物的鉴别 ·· 6

实验三 阿司匹林的杂质检查 ·· 8

实验四 贝诺酯中游离水杨酸的杂质检查 ·· 9

实验五 硫酸奎宁的鉴别 ··· 10

实验六 硝苯地平的鉴别 ··· 11

实验七 维生素 C 及其制剂的鉴别 ·· 12

实验八 异烟肼中游离肼的检查 ··· 14

实验九 硝苯地平的有关物质检查 ··· 15

第三章 中药的鉴别与检查 ··· 18

实验一 木香槟榔丸的紫外-可见分光光度法鉴别 ······································ 18

实验二 二妙丸的薄层色谱法鉴别 ··· 19

实验三 十香返生丸的薄层色谱法及气相色谱法鉴别 ··································· 20

实验四 七叶神安片的高效液相色谱法鉴别 ··· 22

实验五 大黄药材中土大黄苷的检查 ··· 23

实验六 附子理中丸中乌头碱的限量检查 ··· 24

实验七 黄连上清丸中重金属的检查 ··· 25

　　实验八　　冰片中砷盐的限量检查 ·· 26

第四章　　药物的含量测定 ··· 28

　　实验一　　盐酸二甲双胍的含量测定 ·· 28
　　实验二　　荧光分光光度法测定维生素 B$_2$ 片的含量 ···················· 29
　　实验三　　高效液相色谱法测定盐酸四环素片含量 ························ 30
　　实验四　　高效液相色谱法测定苯巴比妥片的含量 ························ 33
　　实验五　　气相色谱法测定樟脑含量 ·· 34
　　实验六　　苯甲酸钠的含量测定 ··· 35
　　实验七　　阿司匹林原料药的含量测定 ·· 36
　　实验八　　非水溶液滴定法测定硫酸奎宁片的含量 ························ 37
　　实验九　　酸性染料比色法测定硫酸阿托品片的含量 ···················· 38
　　实验十　　离子色谱法测定氢溴酸东莨菪碱的含量 ························ 40
　　实验十一　紫外-可见分光光度法测定奥沙西泮片的含量 ············· 41
　　实验十二　铈量法测定硝苯地平的含量 ·· 43
　　实验十三　高效液相色谱法测定尼莫地平分散片的含量 ················ 44
　　实验十四　维生素 E 片的含量测定 ·· 45
　　实验十五　高效液相色谱法测定醋酸地塞米松片的含量 ················ 47
　　实验十六　高效液相色谱法测定头孢克洛胶囊的含量 ···················· 48
　　实验十七　高效液相色谱法测定阿莫西林胶囊的含量 ···················· 49

第五章　　中药的含量测定 ··· 51

　　实验一　　比色法测定槐花药材中总黄酮含量 ······························ 51
　　实验二　　高效液相色谱法测定牛黄解毒片中黄芩苷含量 ············· 52
　　实验三　　高效液相色谱法测定三黄片中大黄素和大黄酚含量 ······ 54
　　实验四　　气相色谱法测定十滴水中樟脑和桉油精含量 ················ 55

第六章　　生物制品药物分析 ··· 57

　　实验一　　血红蛋白的醋酸纤维薄膜电泳 ······································ 57
　　实验二　　血清蛋白质的含量测定 ··· 58
　　实验三　　血清脂蛋白的琼脂糖凝胶电泳分析 ······························ 59
　　实验四　　酶联免疫吸附测定 BSA 抗体效价 ································· 60

第七章　　体内药物分析 ··· 63

　　实验一　　LC-MS/MS 同时检测人尿中巴比妥、苯巴比妥、异戊巴比妥、
　　　　　　　司可巴比妥 ··· 63
　　实验二　　血浆中阿司匹林的高效液相色谱法测定 ························ 64

实验三　LC-MS/MS 测定血浆中的盐酸伪麻黄碱含量 ·· 66

实验四　高效液相色谱法测定人血浆中的地西泮含量 ·· 67

实验五　固相萃取反相高效液相色谱法测定人血浆中辛伐他汀含量 ·················· 70

实验六　高效液相色谱-质谱联用法测定人血浆中硝苯地平含量 ························ 72

实验七　超滤法测定龙胆苦苷的血浆蛋白结合率 ·· 73

实验八　高效液相色谱法测定血浆中黄芩苷含量 ·· 75

第八章　综合性实验与设计性实验 ·· 77

实验一　注射用苯巴比妥钠的鉴别及含量测定 ·· 77

实验二　区别常用的巴比妥类药物 ·· 79

实验三　司可巴比妥钠胶囊的鉴别及含量测定 ·· 80

实验四　注射用硫喷妥钠的鉴别、检查和含量测定 ·· 82

实验五　阿司匹林肠溶片的质量分析 ··· 85

实验六　阿司匹林栓的质量分析 ··· 86

实验七　盐酸普鲁卡因胺片的鉴别及含量测定 ·· 87

实验八　盐酸利多卡因注射液的鉴别、检查及含量测定 ·· 90

实验九　盐酸克仑特罗栓的鉴别、检查及含量测定 ·· 92

实验十　盐酸卡替洛尔滴眼液的鉴别、检查及含量测定 ·· 94

实验十一　盐酸异丙嗪的质量分析 ··· 96

实验十二　维生素 A 软胶囊的质量分析 ··· 98

实验十三　复方左炔诺孕酮片的质量分析 ··· 100

实验十四　甲睾酮片的质量分析 ··· 102

实验十五　盐酸克林霉素的质量分析 ··· 104

实验十六　各种色谱分析方法用于盐酸罗哌卡因的光学纯度检查的研究 ············ 106

实验十七　桂枝茯苓胶囊质量标准研究 ··· 107

实验十八　万氏牛黄清心丸质量标准研究 ··· 110

实验十九　杞菊地黄丸质量分析方案设计 ··· 112

实验二十　双黄连口服液质量分析方案设计 ··· 113

参考文献 ··· 114

第一章 药物分析实验基本要求

一、药物分析实验课的任务与要求

药物分析是一门实验技术性很强的课程。药物分析实验中的一些基本操作比较复杂、影响因素较多、信息量大、技术要求高，还需要通过对大量实验数据与图谱的细致分析获取有用的信息。药物分析实验所用设备一般都比较多且昂贵，实验教学多采用循环使用的方式进行。

通过对药物分析实验的学习使学生加深对药物分析理论的理解，掌握常用药物分析的基本操作，仪器的使用方法，操作技能和正确地获取实验数据；培养学生对药物中化学成分分离分析的基本思路；树立严格"量"的概念，学会实验数据的处理方法；规范书写实验报告，养成良好的科学作风。

在实施药物分析实验教学时，要求学生做到如下几点。

1. 学生在实验前，应做好预习工作，仔细阅读实验教材，明确实验目的、原理、实验操作的程序、实验注意事项和安全事项。尽量找出实验可能的误差来源及消除方法，预估实验中可能发生的问题及处理办法。

2. 在使用仪器前，不得随意开动或关闭仪器、旋转仪器旋钮、改变工作参数等。在熟悉仪器性能和了解其基本原理的基础上，仔细阅读仪器的标准操作规程。

3. 在实验过程中，应严格地遵守实验操作规程，认真学习仪器的基本操作技术，细心观察实验现象、仔细记录实验条件和测定数据、现象。实验中发现仪器工作异常，及时报告处理。

4. 实验结束后，按照仪器操作规程将仪器复原，认真清理试验现场。

5. 规范书写实验报告，包括实验日期、题目、目的、原理、仪器名称及型号、主要工作参数、简要步骤、实验数据和附图、表以及数据分析和结果处理、讨论等内容。

二、实验室安全常识

实验时必须尽可能避免溅出化学试剂、打碎玻璃仪器以及火灾等危险的发生。保护实验人员健康和安全，保护周围环境是进行化学实验的基本规范要求。

1. 实验室安全规则　每个实验者必须严格遵守以下实验室安全规则。

（1）穿实验服和不露趾的鞋。

（2）实验室内禁止饮食、吸烟。

（3）若不小心打碎玻璃仪器，应将碎玻璃丢弃在合适的容器中，统一处理。

（4）实验废液应放入指定容器，统一妥善处理。不可随意将溶剂倒入下水道。

（5）火警响起，应立刻离开实验室。

（6）实验室出口通道必须保持畅通，勿将个人物品放在地面。

（7）未经同意不得擅自进行实验。

（8）发生实验室意外事故，切勿惊慌失措，应沉着冷静及时采取措施，防止事故扩大。若化学试剂溅入眼睛，应立即张开眼睛用大量冷水冲洗。如果发生割伤立刻用大量水冲洗后按压止血。若出血量大，抬高患处，立刻送往医院。轻微烫伤则可用冷水冲患处，再涂上烫伤油膏，必要时应到医院治疗。实验过程中万一发生火灾，不要惊慌，首先尽快切断电源或燃气源，再根据起火原因针对性灭火。①乙醇及其他可溶于水的液体着火时，可用水灭火。②有机溶剂或油类着火时，绝对不能用水灭火，这反而会造成火势蔓延，应用沙土隔绝氧气扑灭火焰。③衣服着火时，切忌奔跑，应就地躺下滚动，同时用湿衣服在身上抽打灭火。如果发生烫伤，应在实验室简单处理后去医院医治，严重者应立刻送医院治疗。

（9）实验中配制的溶液均应贴上清晰的标签。

2. 实验室安全标志　化学实验室中有很多安全标志，常见安全标志见图1-1。

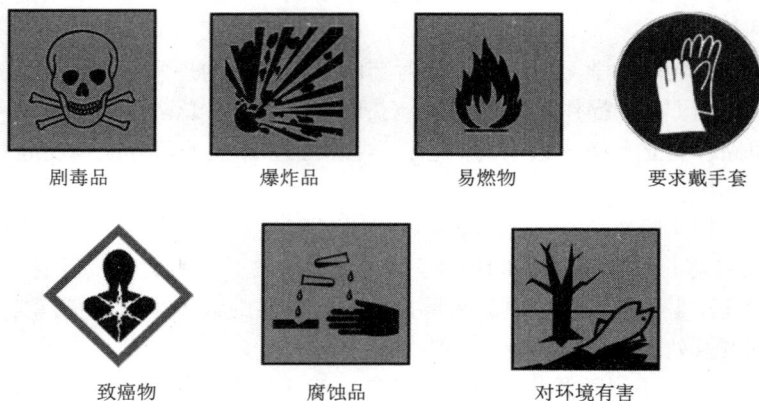

剧毒品　　　　爆炸品　　　　易燃物　　　　要求戴手套

致癌物　　　　腐蚀品　　　　对环境有害

图1-1　实验室常见安全标志

三、实验记录与报告

1. 实验记录的注意事项　实验记录是科研和书写论文的原始资料，应是可被查阅的永久记录。在实验记录和书写实验报告时要注意以下几点。

（1）注意实验原始数据的可读性和真实性，决不能拼凑数据。

（2）必须用墨水笔记录实验数据。

（3）在实验中应直接将数据填入实验记录本，不可在实验结束后填写数据。

（4）实验中应记录获得的所有数据，包括已知为无效的数据，且不得随意涂改。

（5）记录数据和计算结果时应注意有效数字的取舍。

2. 实验报告内容　药物分析实验报告一般包括以下内容。

（1）实验日期，天气，温度，湿度。

（2）实验名称。

（3）实验目的。

（4）实验原理。

（5）仪器和试药（所用试剂级别也应列出）。

（6）实验步骤（须表述详细，使其他人能重复实验）。

（7）数据记录与处理（实验数据以表格形式给出）。

（8）实验结论。

（9）讨论。

四、化学试剂的分类

化学试剂分为无机试剂和有机试剂两大类。按用途分为标准试剂、高纯试剂、特效试剂、指示剂和生化试剂等。我国化学试剂产品有国家标准（GB）、行业标准（ZB）和企业标准（QB）等。选用试剂时，应根据具体要求取用，不要盲目追求纯度。取用试剂时要注意保持清洁，以免被腐蚀。

化学试剂的规格是以其中所含杂质多少来划分的，一般可分为四个等级，其规格和适用范围见表1-1。此外，还有一些特殊用途的高纯试剂，如光谱纯试剂、基准试剂、色谱纯试剂等。

表1-1　化学试剂规格

等级	名称	英文名称	符号	标签标志
一等品	优级纯（保证试剂）	Guaranteed reagent	GR	绿色
二等品	分析纯（分析试剂）	Analytical reagent	AR	红色
三等品	化学纯	Chemical reagent	CP	蓝色
四等品	实验试剂	Laboratorial reagent	LP	棕色等
	生物试剂	Biological reagent	BR	黄色等

第二章 药物的鉴别与检查

实验一 葡萄糖杂质检查

一、实验目的

1. 掌握药物一般杂质检查原理和实验方法、杂质限度的概念和计算方法。
2. 熟悉一般杂质检查的项目和意义。

二、实验原理

1. 酸碱度检查 系采用《中华人民共和国药典》（2020 年版）（以下简称《中国药典》）规定的酸度、碱度或酸碱度检查方法对药物酸碱性杂质进行检查。检查时应以新沸并放冷至室温的水为溶剂。不溶于水的药物，可用中性乙醇等有机溶剂溶解。常用的方法有酸碱滴定法，指示剂法以及 pH 值测定法。

2. 乙醇溶液的澄清度 用于控制糊精。葡萄糖溶于热乙醇，糊精在乙醇中不溶。

3. 氯化物检查法 氯化物在硝酸溶液中与硝酸银反应，生成氯化银沉淀而显白色浑浊，与一定量的标准氯化钠溶液和硝酸银在同样条件下生成的氯化银浑浊程度相比较，判定供试品中氯化物是否符合限量规定。

反应离子方程式： $Cl^- + Ag^+ \longrightarrow AgCl \downarrow$ （白色）

4. 硫酸盐检查法 药物中微量硫酸盐与氯化钡在酸性溶液中反应，生成硫酸钡沉淀而显白色浑浊，与一定量标准硫酸钾溶液与氯化钡在同样条件下生成的浑浊程度比较，判断药物中含硫酸盐是否符合限量规定。

反应离子方程式： $SO_4^{2-} + Ba^{2+} \longrightarrow BaSO_4 \downarrow$ （白色）

5. 亚硫酸盐与可溶性淀粉 葡萄糖加碘试液应显黄色，如有亚硫酸盐存在则碘会褪色；如有可溶性淀粉，则成蓝色。

6. 铁盐检查法 三价铁盐在硝酸酸性溶液中与硫氰酸盐反应生成红色可溶性的硫氰酸铁络离子，与一定量标准铁溶液用同法处理后进行比色。

反应离子方程式： $Fe^{3+} + 3SCN^- \longrightarrow Fe(SCN)_3$ （红棕色）

7. 重金属检查法 常用硫代乙酰胺法。硫代乙酰胺在弱酸性条件下，水解产生硫化氢，与重金属反应生成黄色至棕黑色的硫化物混悬液，与一定量标准铅溶液经同法处理后所呈颜色比较，判定供试品中重金属是否符合限量规定。pH3.0~3.5 时，沉淀较完全。反应式如下：

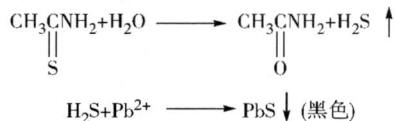

$$CH_3\underset{\underset{S}{\|}}{C}NH_2 + H_2O \longrightarrow CH_3\underset{\underset{O}{\|}}{C}NH_2 + H_2S \uparrow$$

$$H_2S + Pb^{2+} \longrightarrow PbS \downarrow \text{（黑色）}$$

8. 砷盐检查法　采用古蔡氏法，金属锌与酸作用产生新生态的氢，新生态的氢与药物中微量砷盐反应生成具有挥发性的砷化氢气体，遇溴化汞试纸产生黄色至棕色的砷斑，与一定量标准砷溶液在同样条件下生成的砷斑比较，来判定药物中砷盐的限量。反应式如下：

$$AsO_3^{3-}+3Zn+9H^+ \longrightarrow AsH_3\uparrow+3Zn^{2+}+3H_2O$$

$$AsH_3+2HgBr_2 \longrightarrow 2HBr+AsH（HgBr）_2（黄色）$$

$$AsH_3+3HgBr_2 \longrightarrow 3HBr+As（HgBr）_3（棕色）$$

KI 的作用：

$$AsO_4^{3-}+2I^-+2H^+ \longrightarrow AsO_3^{3-}+I_2+H_2O$$

$SnCl_2$的作用：

$$AsO_4^{3-}+Sn^{2+}+2H^+ \longrightarrow AsO_3^{3-}+Sn^{4+}+H_2O$$

$$I_2+Sn^{2+} \longrightarrow 2I^-+Sn^{4+}$$

$$4I^-+Zn^{2+} \longrightarrow \left[ZnI_4\right]^{2-}$$

三、仪器与试药

1. 仪器　纳氏比色管（50、25ml）、验砷仪。

2. 试药　稀硝酸、稀盐酸、硝酸银、氯化钠、碘试液、硫氰酸铵、标准铁溶液、标准铅溶液、硫代乙酰胺试液、标准砷溶液、浊度标准溶液、醋酸盐缓冲液（pH3.5）。

四、实验内容

1. 酸度　取本品 2.0g，加水 20ml 溶解后，加酚酞指示液 3 滴与氢氧化钠滴定液（0.02mol/L）0.20ml，应显粉红色。

2. 乙醇溶液的澄清度　取本品 1.0g，加乙醇 20ml，置水浴上加热回流约 40min，溶液应澄清。

3. 溶液的澄清度与颜色　取本品 5.0g，加热水溶解后放冷，用水稀释至 10ml，溶液应澄清无色；如显浑浊，与 1 号浊度标准液比较，不得更浓；如显色，与对照液（取比色用氯化钴液 3.0ml，比色用重铬酸钾液 3.0ml 与比色用硫酸铜液 6.0ml，加水稀释成 50ml）1.0ml 加水稀释成 10ml 比较，不得更深。

4. 氯化物　取本品 0.60g，加水溶解使成 25ml（如显碱性可滴加硝酸使成中性），再加稀硝酸 10ml；溶液如不澄清，应滤过；置 50ml 纳氏比色管中，加水适量使成约 40ml，摇匀，即得供试品溶液。另取标准氯化钠溶液（每 1ml 相当于 $10\mu g$ 的 Cl）6.0ml，置 50ml 纳氏比色管中，加稀硝酸 10ml，加水使成 40ml，摇匀，即得对照溶液。于供试品溶液与对照溶液中，分别加入硝酸银试液 1.0ml，用水稀释至 50ml，摇匀，在暗处放置 5min，同置黑色背景上，从比色管上方向下观察，比较，不得更浓（0.01%）。

5. 硫酸盐　取本品 2.0g，加水溶解使成 40ml（如显碱性可滴加盐酸使成中性），溶液如不澄清，应滤过；置于 50ml 纳氏比色管中，加稀盐酸 2ml，摇匀，即得供试品溶液。另取标准硫酸钾溶液（每 1ml 相当于 $100\mu g$ 的 SO_4^{2-}）2.0ml，置于 50ml 纳氏比色管中，加水使成 40ml，加稀盐酸 2ml，摇匀，即得对照溶液。于供试品溶液与对照溶液中，分别加入 25% 氯化钡溶液 5ml，用水稀释至 50ml，充分摇匀，放置 10min，同置黑色背景上，从比色管上方向下观察，比较，不得更浓（0.01%）。

6. 亚硫酸盐与可溶性淀粉 取本品 1.0g，加水 10ml 溶解后，加碘试液 1 滴，应即显黄色。

7. 铁盐 取本品 2.0g，加水 20ml 溶解，加硝酸 3 滴，缓慢煮沸 5min，放冷，用水稀释制成 45ml，加硫氰酸铵溶液（30→100）3.0ml，摇匀，如显色，与标准铁溶液 2.0ml 用同一方法制得的对照液比较，不得更深（0.001%）。

8. 重金属 取 25ml 纳氏比色管 3 支，甲管中加标准铅溶液（每 1ml 相当于 10μg 的 Pb）2.0ml，醋酸盐缓冲溶液（pH3.5）2ml，加水稀释成 25ml；乙管中加入本品 4.0g，加水适量溶解，加醋酸盐缓冲溶液（pH3.5）2ml，加水稀释成 25ml；丙管中加入本品 4.0g，加水适量溶解，加标准铅溶液（每 1ml 相当于 10μg 的 Pb）2.0ml，加醋酸盐缓冲溶液（pH3.5）2ml，加水稀释成 25ml。各管中分别加硫代乙酰胺试液 2ml，摇匀，再放置 2min，同置白纸上，自上向下观察，当丙管中显出的颜色不浅于甲管时，乙管中显示的颜色与甲管比较，不得更深，含重金属不得超过百万分之五（0.0005%）。

9. 砷盐 取本品 2.0g，置检砷瓶中，加水 5ml 溶解后，加稀硫酸 5ml 与溴化钾溴试液 0.5ml，置水浴上加热约 20min，使保持稍过量的溴存在，必要时，再补加溴化钾溴试液适量，并随时补充蒸发的水分，放冷，加盐酸 5ml 与适量水使成 28ml，再加碘化钾试液 5ml 及酸性氯化亚锡试液 5 滴，在室温放置 10min 后，加锌粒 2g，迅速将瓶塞塞紧（瓶盖上已安放好装有醋酸铅棉花及溴化汞试纸的检砷管），保持反应温度在 25~40℃（视反应快慢而定，但不应超过 40℃）。反应 45min 后，取出溴化汞试纸，将生成的砷斑与标准砷斑比较，不得更深，含砷盐重量不得超过百万分之一（0.0001%）。

标准砷斑制备：精密量取标准砷溶液 2ml，置检砷瓶中，加盐酸 5ml 与水 21ml，照供试品制备自"再加碘化钾试液 5ml"起，依法操作即得。

五、注意事项

1. 选择配对的纳氏比色管，用清洁液洗涤除去油污，再用水冲洗干净，采用旋摇的方法使管内液体混合均匀。

2. 如使用的锌粒较大时，用量需酌量增加。

3. 标准管与样品管必须平行操作，观察室两管受光照程度必须一致，使光线从正面照入，比色时置白色背景上，比浊时置黑色背景上，自上而下观察。

4. 注意刻度吸管的正确使用和观察。

六、讨论

1. 葡萄糖杂质检查中标准溶液的取用量如何确定？
2. 标准对照法操作应遵循的原则是什么？

实验二　芳酸类药物的鉴别

一、实验目的

掌握常见芳酸及其酯类药物鉴别的原理和操作。

二、实验原理

1. 阿司匹林的鉴别 阿司匹林需加热水解，生成含酚基化合物后，才能与三氯化铁反应。反应式如下：

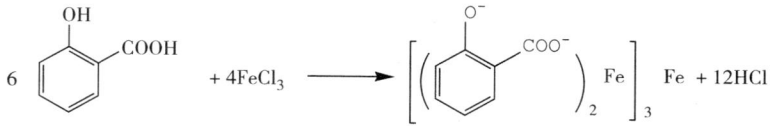

2. 对氨基水杨酸钠的鉴别 对氨基水杨酸钠分子结构中具有芳伯氨基，经重氮化后，在碱性溶液中与β-萘酚偶合产生橙红色沉淀，以此鉴别。反应式如下：

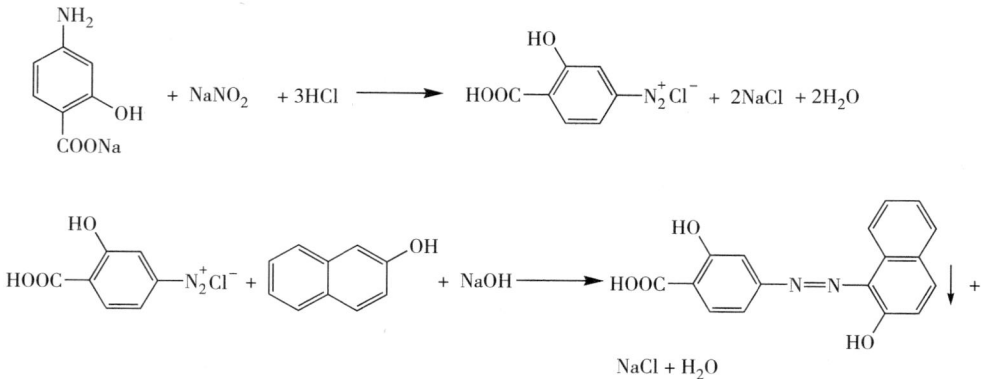

三、仪器与试药

1. 仪器 电子天平、试管架与试管、量筒（10、25ml）、牛角匙、漏斗与漏斗架、滤纸、玻璃棒、水浴锅、烧杯。

2. 试药 三氯化铁试液、亚硝酸钠、稀盐酸、碳酸钠试液、碱性β-萘酚。

四、实验内容

1. 阿司匹林的鉴别 取本品约0.1g，加水10ml，煮沸，放冷，加三氯化铁试液1滴，即显紫堇色。

2. 对氨基水杨酸钠的鉴别 取本品约0.1g，加稀盐酸5ml，煮沸，放冷，滤过，滤液中加入亚硝酸钠试液反应后，再加入碱性β-萘酚生成橙红色沉淀（芳香第一胺类的鉴别反应）。

五、注意事项

样品完全溶解后再加入显色剂。

六、讨论

采用三氯化铁反应鉴别水杨酸酯类药物的原理是什么？

实验三 阿司匹林的杂质检查

一、实验目的

1. 掌握高效液相色谱法检查阿司匹林中游离水杨酸的原理和操作。
2. 掌握特殊杂质检查的几种主要方法及操作。

二、实验原理

在生产过程中由于乙酰化不完全，或在贮藏过程中阿司匹林水解而易引入各种杂质。《中国药典》规定，阿司匹林除需要检查重金属、炽灼残渣、干燥失重外，还需要检查游离水杨酸、有关物质、溶液的澄清度等项目。

水杨酸杂质对人体有毒性，其结构中的酚羟基易在空气中氧化，形成一系列醌型有色物质，使阿司匹林成品变色。《中国药典》采用了高效液相色谱法检查阿司匹林原料药中游离水杨酸，限量 0.1%。

易炭化物主要是检查被硫酸炭化呈色的低分子有机杂质。采用与标准比色液比色的方法检查。

三、仪器与试药

1. **仪器** 电子天平、试管架与试管、量筒（10、25ml）、量瓶、烧杯、牛角匙、滤纸、玻璃棒、水浴锅、高效液相色谱仪。

2. **试药** 阿司匹林原料、乙腈（色谱纯）、四氢呋喃、冰醋酸、1% 冰醋酸甲醇溶液、水杨酸对照品、碳酸钠试液、比色用氯化钴液、比色用重铬酸钾液、比色用硫酸铜液。

四、实验内容

1. **溶液的澄清度** 检查取本品 0.50g，加温热至约 45℃ 的碳酸钠试液 10ml 溶解后，溶液应澄清。

2. **游离水杨酸** 方法如下。

供试品溶液 取本品约 0.1g，精密称定，置 10ml 量瓶中，加 1% 冰醋酸甲醇溶液适量，振摇使溶解，并稀释至刻度（临用新制）。

对照品溶液 取水杨酸对照品约 10mg，精密称定，置 100ml 量瓶中，加 1% 冰醋酸甲醇溶液适量使溶解并稀释至刻度，摇匀，精密量取 5ml，置 50ml 量瓶中，用 1% 冰醋酸甲醇溶液稀释至刻度。

测定法 照高效液相色谱法试验。用十八烷基硅烷键合硅胶为填充剂；以乙腈-四氢呋喃-冰醋酸-水（20∶5∶5∶70）为流动相；检测波长为 303nm。理论板数按水杨酸峰计算不低于 5000，阿司匹林峰与水杨酸峰的分离度应符合要求。立即精密量取供试品溶液、对照品溶液各 10μl，分别注入液相色谱仪，记录色谱图。供试品溶液色谱图中如有与水杨酸峰保留时间一致的色谱峰，按外标法以峰面积计算，不得过 0.1%。

3. **易炭化物** 取本品 0.5g，炭化后如呈色，与对照液（取比色用氯化钴液 0.25ml、比色用重铬酸钾液 0.25ml、比色用硫酸铜液 0.40ml，加水使成 5ml）比较，不得更深。

五、注意事项

比色用对照液需按照《中国药典》方法配制。

六、讨论

1. 药物特殊杂质检查的常用方法有哪些？
2. 利用高效液相色谱法检查杂质有何优点？其结果如何判断？

实验四 贝诺酯中游离水杨酸的杂质检查

一、实验目的

掌握贝诺酯中游离水杨酸杂质检查的原理和操作。

二、实验原理

《中国药典》规定贝诺酯除需要检查重金属、炽灼残渣、干燥失重外，还需要检查游离水杨酸、有关物质、对氨基酚等项目。在生产过程中由于乙酰化不完全，或在贮藏过程中贝诺酯水解而引入水杨酸杂质。《中国药典》采用了与新制的稀硫酸铁铵溶液反应来检查贝诺酯原料药中游离水杨酸，限量0.1%。反应式如下。

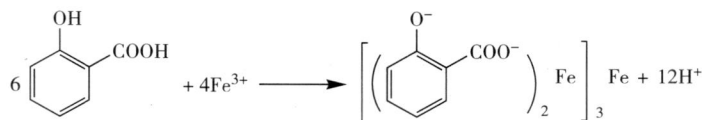

三、仪器与试药

1. 仪器 纳式比色管、电子天平、试管架与试管、量筒（10、25ml）、量瓶、烧杯、牛角匙、滤纸、玻璃棒、水浴锅。

2. 试药 硫酸铁铵指示液、水杨酸对照品、乙醇、冰醋酸。

四、实验内容

游离水杨酸 取本品0.1g，加乙醇5ml，加热溶解后，加水适量，摇匀，滤入50ml比色管中，加水使成50ml，立即加新制的稀硫酸铁铵溶液（取1mol/L盐酸溶液1ml，加硫酸铁铵指示液2ml，再加水适量使成100ml）1ml，摇匀，30s内即显色，与对照液（精密称取水杨酸对照品0.1g，置1000ml量瓶中，加水溶解后，加冰醋酸1ml，摇匀，再加水适量至刻度，摇匀，精密量取1ml，加乙醇5ml与水44ml，再加上述新制的稀硫酸铁铵溶液1ml，摇匀）比较，不得更深（0.1%）。

五、注意事项

实验中应使用新制的稀硫酸铁铵溶液（取1mol/L盐酸溶液1ml，加硫酸铁铵指示液2ml，再加水适量使成100ml）。

六、讨论

药物中特殊杂质检查的常用方法有哪些？

实验五　硫酸奎宁的鉴别

一、实验目的

1. 掌握硫酸奎宁鉴别的原理和操作。
2. 熟悉红外分光光度计的使用方法。
3. 熟悉红外分光光度法在药物鉴别中的应用。

二、实验原理

硫酸奎宁为$(8S,9R)$-6′-甲氧基-脱氧辛可宁-9-醇硫酸盐二水合物。

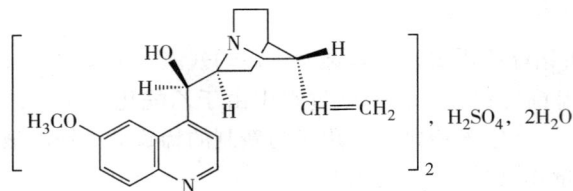

硫酸奎宁$[(C_{20}H_{24}N_2O_2)_2 \cdot H_2SO_4 \cdot 2H_2O$　782.96]

硫酸奎宁的鉴别采用官能团的化学反应鉴别和红外光谱特征鉴别。

1. 硫酸-荧光反应　硫酸奎宁在稀硫酸溶液中呈现蓝色荧光。

2. 绿奎宁反应　奎宁为6-位含氧喹啉衍生物，可以发生绿奎宁反应。反应机制是：6-位含氧喹啉，经氯水（或溴水）氧化氯化或溴化，再以氨水处理缩合，生成绿色的二醌基亚胺的铵盐。绿奎宁反应为：

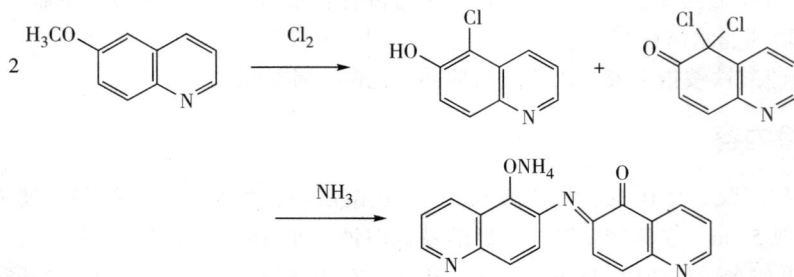

3. 硫酸盐的鉴别反应　硫酸奎宁含硫酸根，利用硫酸根显硫酸盐的鉴别反应进行鉴别。

4. 红外分光光度法　红外吸收光谱是由于分子的振动能级发生跃迁引起的，具有特征性和指纹性。《中国药典》对硫酸奎宁采用红外分光光度法鉴别。

三、仪器与试药

1. 仪器　红外分光光度计、分析天平、量筒、紫外光灯、试管。

2. 试药　硫酸奎宁、稀硫酸、溴试液、氨试液、盐酸、氯化钡试液。

四、实验内容

1. 取本品约 10mg，加水 10ml 溶解后，加稀硫酸使成酸性，即显蓝色荧光。

2. 取本品约 5mg，加水 5ml 溶解后，加溴试液 3 滴与氨试液 1ml，即显翠绿色。

3. 取本品约 5mg，加水 5ml 溶解后，加盐酸使成酸性后，加氯化钡试液 1ml，即发生白色沉淀。

4. 本品的红外吸收光谱图应与对照的图谱（光谱集 488 图）一致。

五、注意事项

鉴别试验操作要注意："溶液的浓度""溶液的温度""溶液的酸碱度""反应时间"的控制，以便达到鉴别的准确、灵敏、快速。

六、讨论

1. 对于化学药物常用的鉴别方法有哪些？

2. 一般鉴别试验和专属鉴别试验有何异同点？

实验六　硝苯地平的鉴别

一、实验目的

1. 掌握硝苯地平鉴别的原理和操作。

2. 熟悉紫外-可见分光光度计和红外分光光度计的使用方法及在药物鉴别中的应用。

二、实验原理

硝苯地平为 2,6-二甲基-4-(2-硝基苯基)-1,4-二氢-3,5-吡啶二甲酸二甲酯。

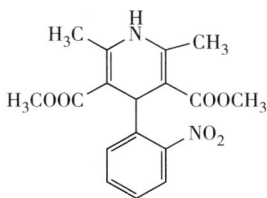

硝苯地平（$C_{17}H_{18}N_2O_6$　346.34）

硝苯地平的鉴别采用官能团的化学反应鉴别、紫外光谱特征和红外光谱特征鉴别。

1. 与氢氧化钠试液的反应　硝苯地平的二氢吡啶环上的 1,4-位氢与碱作用均可产生解离，形成 p-π 共轭而发生颜色变化，可用于鉴别。

2. 紫外-可见分光光度法　硝苯地平含有芳环，具有特征的紫外吸收特性。《中国药典》对硝苯地平采用紫外-可见分光光度法进行鉴别。

3. 红外分光光度法　红外吸收光谱是由于分子的振动能级发生跃迁引起的，具有特征性和指纹性。《中国药典》对硝苯地平采用红外分光光度法鉴别。

三、仪器与试药

1. 仪器 红外分光光度计、紫外-可见分光光度计、分析天平、量筒、试管。

2. 试药 硝苯地平、丙酮、20%氢氧化钠溶液、三氯甲烷、无水乙醇。

四、实验内容

1. 取本品约25mg，加丙酮1ml溶解，加20%氢氧化钠溶液3~5滴，振摇，溶液显橙红色。

2. 取本品适量，加三氯甲烷2ml使溶解，加无水乙醇制成每1ml约含15μg的溶液，照紫外-可见分光光度法测定，在237nm的波长处有最大吸收；在320~355nm的波长处有较大的宽幅吸收。

3. 本品的红外光吸收图谱应与对照的图谱（光谱集469图）一致。

五、注意事项

1. 使用的石英比色皿必须是洁净的。

2. 拿石英比色皿时，手指应拿毛玻璃面的两侧。

3. 石英比色皿放入样品池时应确保每次放入方向相同。

六、讨论

紫外-可见分光光度法用于药物鉴别时常用的方法有哪些？

实验七 维生素 C 及其制剂的鉴别

一、实验目的

1. 掌握维生素C及其制剂的鉴别试验原理、操作方法与结果现象的观察。

2. 熟悉不同制剂的前处理方法。

二、实验原理

1. 与硝酸银反应 维生素C分子中有烯二醇基，具有强还原性，可被硝酸银氧化为去氢抗坏血酸，同时产生黑色金属银沉淀。反应式如下：

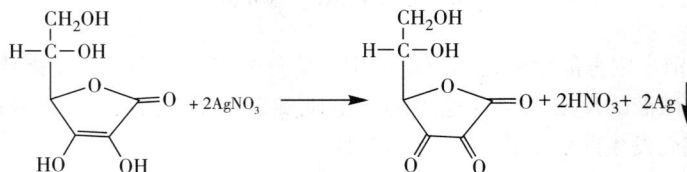

2. 与二氯靛酚反应 2,6-二氯靛酚为一染料，其氧化型在酸性介质中呈玫瑰红色，在碱性介质中呈蓝色。与维生素C作用后生成还原型无色的酚亚胺，反应式如下：

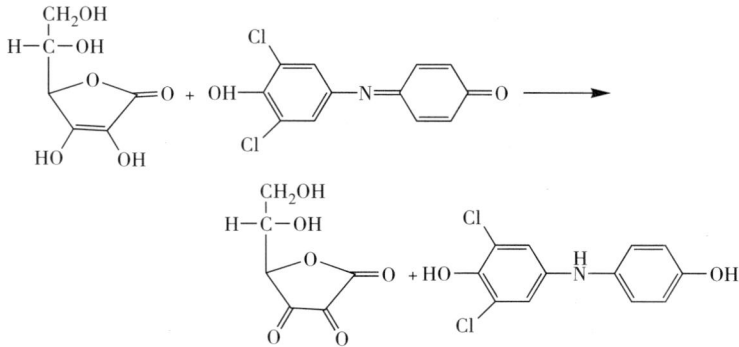

三、仪器与试药

1. 仪器 电子天平、试管架与试管、量筒（10、25ml）、量瓶、研钵、牛角匙、漏斗与漏斗架、滤纸、玻璃棒、水浴锅、层析缸、定量毛细点样管、紫外光灯、硅胶 GF_{254} 薄层板、红外光谱仪。

2. 试药· 无水乙醇、硝酸银试液、二氯靛酚钠试液、0.1mol/L 盐酸溶液、0.05% 亚甲蓝乙醇溶液、乙酸乙酯、乙醇、水、溴化钾、维生素 C、维生素 C 片、维生素 C 注射液。

四、实验内容

（一）维生素 C 的鉴别试验

1. 取维生素 C 约 0.2g，置试管中，加水 10ml 溶解后，分成两等份，在一份中加硝酸银试液 0.5ml，即生成银的黑色沉淀；在另一份中，加二氯靛酚钠试液 1~2 滴，试液的颜色即消失。

2. 称取干燥的维生素 C 约 1mg，置于洁净玛瑙研钵中，加入干燥的 KBr 粉末（200 目）约 200mg，在红外灯照射下，研磨混匀，然后转移至专用红外压片模具中铺匀，压片后进行红外测定。所得红外光吸收图谱应与对照的图谱一致。

（二）维生素 C 片、维生素 C 注射液的鉴别试验

1. 取维生素 C 片细粉适量，约相当于维生素 C 0.2g，加水 10ml，振摇，使维生素 C 溶解，滤过，取滤液，照"（一）维生素 C 的鉴别试验"中的 1 项下方法试验，显相同的反应。

2. 取维生素 C 注射液，用水稀释制成 1ml 中含维生素 C 10mg 的溶液，取 4ml，加 0.1mol/L 盐酸溶液 4ml，混匀，加 0.05% 亚甲蓝乙醇溶液 4 滴，置 40℃ 水浴中加热，3min 内溶液应由深蓝色变为浅蓝色或完全褪色。

3. 取维生素 C 片的细粉适量（相当于维生素 C 10mg），加水 10ml，振摇使维生素 C 溶解，滤过，取滤液作为供试品溶液；另取维生素 C 对照品，加水溶解并稀释制成每 1ml 中约含 1mg 的溶液，作为对照品溶液。吸取上述两种溶液各 $2\mu l$，分别点于同一硅胶 GF_{254} 薄层板上，以乙酸乙酯-乙醇-水（5:4:1）为展开剂，展开，晾干，立即置紫外光灯（254nm）下检视。供试品溶液所显主斑点的位置和颜色应与对照品溶液的主斑点相同。

五、注意事项

1. 红外测定时，压片前物料必须磨细并混合均匀，制得的药片要厚薄均匀。

2. 维生素 C 在空气中易被氧化，称量、过滤等操作应迅速。

六、讨论

解释维生素 C 的化学结构与性质、鉴别反应之间的关系。

实验八　异烟肼中游离肼的检查

一、实验目的

1. 掌握薄层色谱法的原理和操作。
2. 熟悉异烟肼中游离碱检查的操作条件及要点。

二、实验原理

异烟肼为 4-吡啶甲酰肼。异烟肼不太稳定，游离肼是其主要有关物质，可在制备时由原料引入，也可在异烟肼原料及制剂的贮藏过程中发生降解产生。肼是一种诱变剂和致癌物质，《中国药典》对异烟肼中游离肼的检查作了规定。《中国药典》对异烟肼及异烟肼片中游离肼的检查采用薄层色谱法，利用薄层色谱法分离肼后，以对二甲氨基苯甲醛与肼反应生成腙显色，进行比较检查。

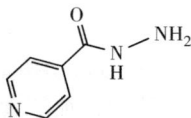

异烟肼（$C_6H_7N_2O$　137.14）

三、仪器与试药

1. 仪器　分析天平、移液管、硅胶 G 薄层板、层析缸、微量点样器、喷雾瓶、空气压缩机。

2. 试药　硫酸肼对照品、异烟肼、丙酮、蒸馏水、异丙醇、乙醇制对二甲氨基苯甲醛试液。

四、实验内容

1. 对照品溶液制备　取硫酸肼对照品，加丙酮-水（1:1）溶解并稀释制成每 1ml 中约含 0.08mg（相当于游离肼 20μg）的溶液，作为对照品溶液。

2. 供试品溶液制备　取异烟肼，加丙酮-水（1:1）溶解并稀释制成每 1ml 中约含 100mg 的溶液，作为供试品溶液。

3. 系统适用性试验溶液　取异烟肼与硫酸肼各适量，加丙酮-水（1:1）溶解并稀释制成每 1ml 中分别含异烟肼 100mg 及硫酸肼 0.08mg 的混合溶液，作为系统适用性试验溶液。

4. 点样　吸取上述三种溶液各 5μl，分别点于同一硅胶 G 薄层板上。

5. 展开　以异丙醇-丙酮（3:2）为展开剂，展开，晾干。

6. 显色　喷以乙醇制对二甲氨基苯甲醛试液，15min 后检视。

7. 判断　系统适用性试验溶液所显游离肼与异烟肼的斑点应完全分离，游离肼的 R_f 值约为 0.75，异烟肼的 R_f 值约为 0.56。在供试品溶液主斑点前方与对照品溶液主斑点相应的位置上，不得显黄色斑点。

$$R_f = \frac{原点至斑点中心的距离}{原点至溶剂前沿的距离}$$

根据比移值计算 R_f。

五、注意事项

1. 点样直径一般不大于 2mm。
2. 点样时注意勿损伤薄层表面。

六、讨论

1. 薄层色谱法检查杂质一般有哪些方法？
2. 薄层色谱法中斑点位置确定的方法有哪些？

实验九　硝苯地平的有关物质检查

一、实验目的

1. 掌握高效液相色谱法的原理和操作。
2. 掌握硝苯地平的有关物质检查的操作条件及要点。

二、实验原理

硝苯地平为 2,6-二甲基-4-(2-硝基苯基)-1,4-二氢-3,5-吡啶二甲酸二甲酯。

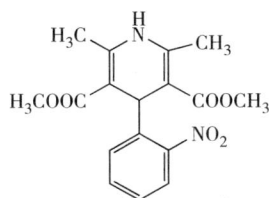

硝苯地平（$C_{17}H_{18}N_2O_6$　346.34）

硝苯地平见光极不稳定，易发生光化学歧化反应，生成 2,6-二甲基-4-（2-硝基苯基）-3,5-吡啶二甲酸二甲酯（杂质Ⅰ）和 2,6-二甲基-4-（2-亚硝基苯基）-3,5-吡啶二甲酸二甲酯（杂质Ⅱ），其中杂质Ⅱ是硝基地平的主要分解产物，对人体危害较大。在硝苯地平的生产和贮藏过程中均有可能存在杂质Ⅰ和杂质Ⅱ。《中国药典》采用高效液相色谱法进行硝苯地平的有关物质检查。

杂质Ⅰ　　　　　　　　　　　　杂质Ⅱ

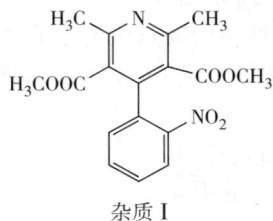

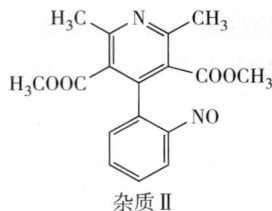

三、仪器与试药

1. 仪器　高效液相色谱仪、分析天平、研钵、容量瓶、移液管、超声波振荡器、微量注射器。

2. 试药　硝苯地平原料药、杂质Ⅰ、杂质Ⅱ、甲醇、蒸馏水。

四、实验内容

1. 色谱条件与系统适用性试验　用十八烷基硅烷键合硅胶为填充剂；以甲醇−水（60：40）为流动相；检测波长为 235nm。称取硝苯地平对照品、杂质Ⅰ对照品与杂质Ⅱ对照品各适量，加甲醇溶解并稀释制成每 1ml 中各约含 1mg、10μg 和 10μg 的混合溶液，取 20μl，注入液相色谱仪，杂质Ⅰ峰、杂质Ⅱ峰与硝苯地平峰之间的分离度应符合要求。

2. 对照品贮备液的制备　取 2，6−二甲基−4−（2−硝基苯基）−3，5−吡啶二甲酸二甲酯（杂质Ⅰ）对照品与 2，6−二甲基−4−（2−亚硝基苯基）−3，5−吡啶二甲酸二甲酯（杂质Ⅱ）对照品，精密称定，加甲醇溶解并定量稀释制成每 1ml 中各约含 10μg 混合溶液，作为对照品贮备液。

3. 供试品溶液的制备　取硝苯地平，精密称定，加甲醇溶解并定量稀释制成每 1ml 中约含 1mg 的溶液，作为供试品溶液。

4. 对照溶液的制备　分别精密量取供试品溶液与对照品贮备液各适量，用流动相定量稀释，制成每 1ml 中分别含硝苯地平 2μg、杂质Ⅰ 1μg 和杂质Ⅱ 1μg 的混合溶液，作为对照溶液。

5. 测定法　精密量取供试品溶液与对照溶液各 20μl，分别注入液相色谱仪，记录色谱图至主成分峰保留时间的 2 倍。供试品溶液色谱图中如有与杂质Ⅰ峰、杂质Ⅱ峰保留时间一致的色谱峰，按外标法以峰面积计算，均不得超过 0.1%；其他单个杂质峰面积不得大于对照溶液中硝苯地平峰面积（0.2%）；杂质总量不得过 0.5%。

供试品溶液中各组分的含量按外标法以峰面积计算：

$$含量（\%）= \frac{A_X}{A_R} \times C_R \times 100\%$$

式中，A_X 和 A_R 分别为供试品和对照品的峰面积；C_R 为对照品的浓度（mg/ml）。

五、注意事项

1. 硝苯地平对光敏感，分析时应注意避光操作。

2. 供试品溶液和对照溶液注入高效液相色谱仪之前须过微孔滤膜。

3. 流动相使用之前，须用微孔滤膜滤过，除去固体颗粒；还要进行脱气。

六、讨论

1. 高效液相色谱法对流动相的基本要求有哪些？

2. 高效液相色谱法检查杂质有哪些方法？

第三章　中药的鉴别与检查

实验一　木香槟榔丸的紫外-可见分光光度法鉴别

一、实验目的

1. 掌握紫外-可见分光光度法定性鉴别的原理及应用。
2. 熟悉紫外-可见分光光度法的基本操作。

二、实验原理

木香槟榔丸由木香、槟榔、枳壳（炒）、陈皮、青皮（醋炒）、香附（醋制）、醋三棱、莪术（醋炙）、黄连、黄柏（酒炒）、大黄、炒牵牛子、芒硝等十三味中药制成。其含有的醌类等化学成分具有苯环或不饱和共轭结构且有一定的挥发性，能随水蒸气蒸馏到馏出液中，具有特征吸收光谱可作为鉴别依据。

三、仪器与试药

1. **仪器**　紫外分光光度计、电子秤、水蒸气蒸馏装置、量筒、容量瓶。
2. **试药**　木香槟榔丸。

四、实验内容

1. **供试品溶液制备**　取本品粉末 4g，置蒸馏瓶中，加水 10ml，使供试品湿润后，水蒸气蒸馏，收集馏液约 100ml，作为供试品溶液。
2. **光谱扫描**　取供试品溶液，以纯水为空白对照，置紫外分光光度计进行光谱扫描，观察在 253nm 波长处有最大吸收。

五、注意事项

1. 水蒸气蒸馏过程中注意各接口处的严密性。
2. 《中国药典》规定以最大吸收波长（λ_{max}）作为鉴别参数，样品吸收峰波长应在该品种项下规定波长的 ±2nm 以内。
3. 紫外分光光度计在使用过程中精密度会逐渐降低，在进行实验前最好做仪器的波长校正。

六、讨论

1. 本方法中供试品溶液制备采用水蒸气蒸馏法制备，若用水或甲醇等有机溶剂超声提取后再进行测定，结果会怎样？

2. 紫外-可见分光光度法鉴别对样品有何要求？

实验二　二妙丸的薄层色谱法鉴别

一、实验目的

1. 掌握薄层色谱法的原理及操作。
2. 掌握薄层色谱法在中药制剂鉴别中的应用。

二、实验原理

二妙丸由苍术（炒）和黄柏（炒）等两味中药组成，可利用薄层色谱法对其中苍术和黄柏进行鉴别。苍术化学成分包括苍术酮、苍术素以及黄酮类、蒽类等化合物，苍术素在可见光下不显颜色，经5%对二甲氨基苯甲醛的10%硫酸乙醇溶液显色后呈深绿色，用对照药材对照，在硅胶 G 薄层板上检视其斑点可鉴别苍术。黄柏主要有效成分为生物碱，小檗碱为其主要有效成分之一，在紫外光（365nm）照射下可产生黄色荧光，在硅胶 G 薄层板上展开后经紫外光（365nm）检视其斑点，可鉴别二妙丸中黄柏。

三、仪器与试药

1. 仪器　分析天平（0.01mg）、紫外光灯、超声提取器、鼓风干燥箱、回流装置、玻璃板、展开缸、容量瓶、具塞锥形瓶、漏斗、蒸发皿、点样毛细管、量筒等。

2. 试药　乙醚、乙酸乙酯、石油醚（30~60℃）、环己烷、甲苯、甲醇、异丙醇、氨水、硫酸、对二甲氨基苯甲醛、硅胶 G、羧甲基纤维素钠等。

苍术对照药材、黄柏对照药材、盐酸小檗碱对照品（中国食品药品检定研究院）、二妙丸。

四、实验内容

1. 苍术的鉴别

供试品溶液制备　取本品 2g，研细，加乙醚 15ml，超声处理 15min，滤过，滤液挥去乙醚，残渣加乙酸乙酯 1ml 使溶解，作为供试品溶液。

对照药材溶液制备　取苍术对照药材 0.25g，按供试品溶液制备方法制成对照药材溶液。

点样展开　吸取上述两种溶液各 5μl，分别点于同一硅胶 G 薄层板上，以石油醚（60~90℃）-乙酸乙酯（10:1）为展开剂，展开，展距4cm，取出，晾干，再以环己烷为展开剂，展开，展距7cm。

检视　将晾干的硅胶板喷以5%对二甲氨基苯甲醛的10%硫酸乙醇溶液，在80℃加热至斑点显色清晰。供试品色谱中，在与对照药材色谱相应的位置上，显相同颜色的斑点。

2. 黄柏的鉴别

供试品溶液制备　取本品 0.1g，研碎，加甲醇 5ml，加热回流 15min，滤过，滤液补加甲醇使成 5ml，作为供试品溶液。

对照药材及对照品溶液制备　另取黄柏对照药材 0.1g，按供试品溶液制备方法制成对照药材溶液。再取盐酸小檗碱对照品，加甲醇制成每 1ml 含 0.5mg 的溶液，作为对照品溶液。

点样展开　精密吸取上述三种溶液各 1μl，分别点于同一硅胶 G 薄层板上，以甲苯–乙酸乙酯–异丙醇–甲醇–浓氨试液（12:6:3:3:1）为展开剂，置氨蒸气预饱和的展开缸内展开。

检视　将晾干的硅胶板置紫外光灯（365nm）下检视，供试品色谱中，在与对照药材色谱和对照品色谱相应的位置上显相同的黄色荧光斑点。

五、注意事项

1. 硅胶 G 薄层板可选择自制或市售薄层板。自制薄层板时注意硅胶和 0.4% 羧甲基纤维素钠水溶液充分混匀，防止少量气泡存在导致薄层板表面出现凹点。

2. 黄柏鉴别时，展开剂是由多种试剂配制而成，且极性差别大，展开时应充分饱和，否则容易出现边缘效应。

3. 薄层板（黄柏鉴别）要晾干或用电吹风吹干后再进行检视，否则斑点荧光不清晰。

六、讨论

1. 影响薄层色谱分析的主要因素有哪些？
2. 氨气预饱和时间如何控制？

实验三　十香返生丸的薄层色谱法及气相色谱法鉴别

一、实验目的

1. 掌握薄层色谱法和气相色谱法定性的原理及应用。
2. 熟悉气相色谱仪的操作方法。

二、实验原理

十香返生丸由沉香、丁香、檀香、土木香、醋香附、降香、天麻、苏合香、安息香、人工麝香、冰片、牛黄等二十三味中药制成。苏合香中含有肉桂酸、肉桂醛等挥发性成分，极性较低，供试品溶液制备时选择极性较低的溶剂提取；肉桂酸、肉桂醛荧光较弱，鉴别时选择硅胶 GF_{254} 薄层板，用对照药材对照，观察荧光猝灭斑点可鉴别苏合香；牛黄中含有胆酸、去氧胆酸等成分，胆酸在日光或紫外光下不显色，喷稀硫酸加热后，紫外灯（365nm）下显蓝色荧光；冰片含有挥发性成分，可选择气相色谱进行鉴别。用色谱法进行鉴别时，在相同的色谱条件下，相同的物质应该有保留时间相同的色谱峰。

三、仪器与试药

1. 仪器　气相色谱仪、紫外光灯、微量进样器、分析天平、离心机、鼓风干燥箱、具塞锥形瓶、量筒、漏斗、热回流装置、挥发油提取器、玻璃板、点样毛细管等。

2. 试药　乙醚、石油醚（30~60℃）、正己烷、甲酸乙酯、甲酸、乙醇、三氯甲烷、醋酸、无水硫酸钠、磷钼酸、硅胶 G、硅胶 GF_{254}。

冰片对照品、胆酸对照品、苏合香对照药材（中国食品药品检定研究院）、十香返生丸。

四、实验内容

1. 苏合香的鉴别

供试品溶液制备　取本品 6g，剪碎，加乙醚 10ml，振摇提取 15min，滤过，滤液作为供试品溶液。

对照药材溶液制备　取苏合香对照药材 0.15g，加乙醚 10ml，按供试品溶液制备方法制成对照药材溶液。

点样展开　吸取供试品溶液 10μl、对照药材溶液 3μl，分别点于同一硅胶 GF_{254} 薄层板上，以石油醚（30～60℃）-正己烷-甲酸乙酯-甲酸（10∶30∶15∶1）为展开剂，在 11～13℃ 展开。

检视　薄层板晾干后，置紫外光灯（254nm）下检视。供试品色谱中，在与对照药材色谱相应的位置上，显相同颜色的斑点。

2. 牛黄的鉴别

供试品溶液制备　取本品 10 丸，剪碎，取约 0.9g，加入等量硅藻土，研细，加甲醇 50ml，加热回流 3h，提取液蒸干，残渣加乙醇 5ml 超声使溶解，离心，取上清液作为供试品溶液。

对照品溶液制备　取胆酸对照品适量，加乙醇制成每 1ml 含 0.5mg 的溶液，作为对照品溶液。

点样展开　精密吸取供试品溶液 10μl、对照品溶液各 5μl，分别点于同一硅胶 G 薄层板上，以环己烷-乙酸乙酯-甲醇-醋酸（20∶25∶3∶2）的上层溶液为展开剂，展开两次。

检视　薄层板晾干后，喷以 10% 硫酸乙醇溶液，置 105℃ 加热至斑点显色清晰，分别置日光及紫外光灯（365nm）下检视。供试品色谱中，在与对照品色谱相应的位置上，显相同颜色的斑点及荧光斑点。

3. 冰片的鉴别

气相色谱条件　以苯基（50%）甲基硅酮（OV-17）为固定相，涂布浓度为 10%，柱长为 2m，柱温为 150℃。

供试品溶液制备　取本品 12g，剪碎，加正己烷 1ml 于挥发油提取器中，缓缓加热至沸，并保持微沸约 3h，放置 30min 后，取正己烷液，用适量无水硫酸钠脱水，上清液作为供试品溶液。

对照品溶液制备　另取冰片对照品，加正己烷制成每 1ml 含 2.5mg 的溶液，作为对照品溶液。

色谱鉴别　分别取对照品溶液与供试品溶液适量，注入气相色谱仪。供试品色谱图中应呈现与对照品色谱峰保留时间相同的色谱峰。

五、注意事项

1. 实验前，必须对气相色谱仪气路系统进行检漏。开机前先通气，实验结束，先关机后关气。

2. 样品中挥发性成分较多，样品干燥时，要注意低温或干燥剂干燥。

六、讨论

1. 含有哪些中药材的制剂可以用气相色谱法鉴别？

2. 气相色谱检测器温度应如何设定？

实验四　七叶神安片的高效液相色谱法鉴别

一、实验目的

1. 掌握高效液相色谱法定性鉴别的原理及操作。
2. 掌握高效液相色谱法对中药制剂供试品溶液制备的要求。

二、实验原理

七叶神安片由三七叶总皂苷与适量辅料制成，其主要有效成分为人参皂苷 Rb_1 和 Rb_3，《中国药典》中采用高效液相色谱法对其进行鉴别，即供试品色谱图中应呈现与对照品色谱峰保留时间相同的色谱峰。皂苷类化合物极性较大，且七叶神安片由经提取的三七叶总皂苷制成，可直接由乙醇提取制备供试品溶液。人参皂苷结构中缺少共轭结构，其紫外吸收在末端，所以测定波长选为 203nm。

三、仪器与试药

1. 仪器　高效液相色谱仪、分析天平、超声波提取器、具塞锥形瓶、吸量管、容量瓶等。
2. 试药　乙腈（色谱纯）、磷酸、乙醇。
人参皂苷 Rb_1 对照品、人参皂苷 Rb_3 对照品、七叶神安片。

四、实验内容

1. 色谱条件与系统适用性试验　以十八烷基硅烷键合硅胶为填充剂；以乙腈为流动相 A，以 0.2% 磷酸溶液为流动相 B，按表 3-1 中的规定进行梯度洗脱；检测波长 203nm；理论板数按人参皂苷 Rb_3 峰计算应不低于 6000。

表 3-1　七叶神安片高效液相色谱法鉴别流动相配比

时间（min）	流动相 A	流动相 B
0~19	30→35	70→65
19~21	35→50	65→50
21~26	50	50

2. 对照品溶液制备　取人参皂苷 Rb_1 对照品和 Rb_3 对照品适量，分别加乙醇制成每 1ml 含 0.5mg 的溶液，作为对照品溶液。

3. 供试品溶液制备　取本品 10 片，除去包衣，精密称定，研细，精密称取适量（约相当于三七叶总皂苷 100mg）置 100ml 具塞锥形瓶中，精密加入乙醇 20ml，密塞，称重，超声处理（功率 300W，频率 50kHz）15min，放冷，再称定重量，用乙醇补足减失的重量，摇匀，滤过，取续滤液，即得。

4. 测定　吸取上述两种对照品溶液及供试品溶液各 10μl，注入高效液相色谱仪，记录色谱图。供试品色谱图中应呈现与对照品色谱峰保留时间相同的色谱峰。

五、注意事项

1. 梯度洗脱完成后，色谱柱一般需要平衡 5~20min 后再进行下一次测定。

2. 由于每一次进样速度、流动相流速等色谱条件都有微小变化，导致每一次测定同一成分保留时间会有小的波动，这是正常现象。

六、讨论

1. 影响样品保留时间的因素有哪些？

2. 色谱峰面积的大小与药品的定性是否有关？

实验五　大黄药材中土大黄苷的检查

一、实验目的

1. 掌握大黄药材中土大黄苷检查的方法。

2. 熟悉聚酰胺薄层色谱的操作及原理。

二、实验原理

《中国药典》规定大黄的基源为蓼科植物掌叶大黄（*Rheum palmatum* L.）、唐古特大黄（*Rheum tanguticum* Maxim. ex Balf.）和药用大黄（*Rheum officinale* Baill.）的干燥根和根茎。正品大黄药材中有效成分为具有泻下作用的蒽醌类化合物，不含酚苷类化合物土大黄苷。藏边大黄（*Rheum emodii* Wall.）、华北大黄（*Rheum franzenbachii* Munt.）等为民间用药，称为土大黄。土大黄中一般不含大黄酸和番泻苷，泻下作用弱，但含有土大黄苷。故以大黄中不得检测出土大黄苷为鉴定大黄真伪的标准，本实验采用聚酰胺薄层色谱法对大黄中的土大黄苷进行检查。

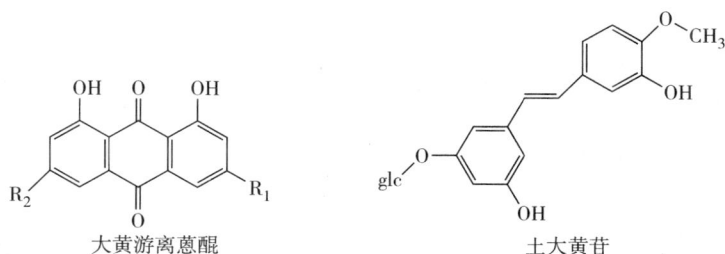

大黄游离蒽醌　　　　　　　　　　土大黄苷

三、仪器与试药

1. 仪器　分析天平、水浴锅、紫外光灯、聚酰胺薄膜、量筒、具塞锥形瓶、玻璃漏斗、吸量管、玻璃展开缸、微量毛细管或微量注射器、量瓶等。

2. 试药　甲醇、乙醇、甲苯、甲酸乙酯、丙酮、甲酸等。

土大黄苷对照品、大黄饮片。

四、实验内容

1. 供试品溶液制备　取本品粉末 0.1g，加甲醇 10ml，超声处理 20min，滤过，取滤液

1ml，加甲醇至 10ml，作为供试品溶液。

2. 对照品溶液制备 取土大黄苷对照品适量，精密称定，加甲醇制成每 1ml 含 10μg 的溶液，作为对照品溶液。

3. 点样展开 精密吸取供试品溶液上清液及对照品溶液各 5μl，分别点于同一聚酰胺薄膜上，以甲苯–甲酸乙酯–丙酮–甲醇–甲酸（30:5:5:20:0.1）为展开剂，展开。

4. 检视 将晾干的聚酰胺薄膜，置紫外光灯（365nm）下检视，供试品色谱中，在与对照品色谱相应的位置上，不得显相同的亮蓝色荧光斑点。

五、注意事项

1. 点样量不可过大，否则会出现拖尾现象。
2. 点样原点一般 3mm 左右，不应过大。

六、讨论

1. 本实验为什么采用聚酰胺薄层色谱法？该色谱法有什么优点和缺点？
2. 你还能想出土大黄苷其他检查方法吗？请查阅参考文献写出 1~2 种方法。

实验六 附子理中丸中乌头碱的限量检查

一、实验目的

1. 掌握中药制剂中乌头碱限量检查的方法。
2. 熟悉用薄层色谱法进行限量检查的原理。

二、实验原理

附子理中丸由附子（制）、党参、炒白术、干姜、甘草等五味中药粉碎成细粉，加炼蜜制成，其中附子为君药。附子中含有多种生物碱，其中乌头碱型生物碱中 C_{14}、C_8 的羟基常与乙酸、苯甲酸成双酯型生物碱存在，如乌头碱、美沙乌头碱等。这类双酯型生物碱亲脂性强，毒性大，人口服 4mg 即可导致死亡，是附子中有大毒的主要成分。因此附子需经过加热炮制，使乌头碱分解成乌头原碱，毒性大大降低而镇痛消炎疗效不降。炮制加工不彻底，附子药材中乌头碱残留增加，毒副作用会增加。为了确保制剂临床安全，《中国药典》规定采用薄层色谱法对乌头碱进行限量检查。

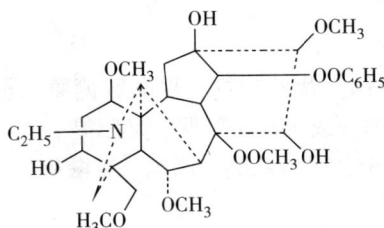

乌头碱（$C_{34}H_{47}NO_{11}$ 645.74）

三、仪器与试药

1. 仪器 分析天平、水浴锅、振荡器、硅胶 G 薄层板、展开缸、具塞锥形瓶、量筒、玻璃漏斗、蒸发皿、微量毛细管或微量注射器、量瓶等。

2. 试药 乙醚、甲醇、无水乙醇、二氯甲烷、丙酮、氨试液、稀碘化铋钾试液等。乌头碱对照品、附子理中丸。

四、实验内容

1. 供试品溶液制备 取水蜜丸适量，研碎，取 25g；或取大蜜丸适量，剪碎，取 36g，加氨试液 4ml，拌匀，放置 2h，加乙醚 60ml，振摇 1h，放置 24h，滤过，滤液蒸干，残渣用无水乙醇溶解使成 1ml，作为供试品溶液。

2. 对照品溶液制备 取乌头碱对照品适量，精密称定，加无水乙醇制成每 1ml 含 1.0mg 的溶液，作为对照品溶液。

3. 点样展开 精密吸取供试品溶液 12μl、对照品溶液 5μl，分别点于同一硅胶 G 薄层板上，以二氯甲烷（经无水硫酸钠脱水处理）-丙酮-甲醇（6:1:1）为展开剂，展开。

4. 检视 向已晾干的薄层板上喷以稀碘化铋钾试液。供试品色谱中，在与对照品色谱相应位置上出现的斑点应小于对照品的斑点，或不出现斑点。

五、注意事项

1. 薄层色谱展开时，需预饱和 15min 左右，防止产生边缘效应。展距为 8~15cm。
2. 供试品溶液制备的过程中需要蒸干滤液，必须在通风橱中水浴加热，实验室不能出现明火。

六、讨论

制备供试品溶液时，样品中为什么先加氨试液搅拌后放置一定时间？

实验七 黄连上清丸中重金属的检查

一、实验目的

1. 掌握中成药炽灼的基本方法和操作。
2. 熟悉中成药消化后进行重金属检查的方法和原理。

二、实验原理

中药制剂常含有大量的有机化合物，在进行重金属检查前必须先进行有机质破坏。进行有机质破坏时，炽灼温度对重金属的影响很大，温度越高重金属损失越多。《中国药典》规定，炽灼温度应控制在 500~600℃，以使完全灰化。炽灼残渣加 0.5ml 硝酸加热处理，使消化完全，必须蒸干除尽氧化氮，蒸干后加盐酸使成盐酸盐，水浴加热蒸干，除去残留盐酸，加水溶解，调 pH 值至 3.5，依法检查，重金属检查的化学反应原理同第二章实验一。

三、仪器与试药

1. 仪器 电炉、马弗炉、坩埚、恒温水浴锅、25ml 纳氏比色管及比色管架、分析天平（0.1mg）、量瓶、刻度吸管、烧杯、量筒、蒸发皿等。

2. 试药 黄连上清丸（市售品）、硫酸（分析纯）、盐酸（分析纯）、硝酸（分析纯）、氨试液、酚酞指示液、醋酸盐缓冲溶液（pH3.5）。

标准铅溶液 称取硝酸铅 0.1599g，置 1000ml 量瓶中，加硝酸 5ml 与水 50ml 溶解后，用水稀释至刻度，摇匀，作为贮备液。临用前，精密量取贮备液 10ml，置 100ml 量瓶中，加水稀释至刻度，摇匀，即得（每 1ml 相当于 10μg 的 Pb）。本液仅供当日使用。

硫代乙酰胺试液 取硫代乙酰胺 4g，加水使溶解成 100ml，置冰箱中保存。临用前取混合液（由 1mol/L 氢氧化钠溶液 15ml、水 5.0ml 及甘油 20ml 组成）5.0ml，加上述硫代乙酰胺溶液 1.0ml，置水浴上加热 20s，冷却，立即使用。

醋酸盐缓冲液（pH3.5） 取醋酸铵 25g，加水 25ml 溶解后，加 7mol/L 盐酸溶液 38ml，用 2mol/L 盐酸溶液或 5mol/L 氨溶液准确调节 pH 值至 3.5（电位滴定法），用水稀释至 100ml，即得。

四、实验内容

取本品 5 丸，切碎。过二号筛，取 1.0g，精密称定重量，置已炽灼至恒重的坩埚中，缓缓炽灼至完全炭化（或在电路上缓缓加热至冒白烟，但不起明火），放冷至室温，加硫酸 0.5~1ml 使湿润，低温加热，硫酸蒸气除尽后，在马弗炉中 500~600℃ 炽灼使完全灰化，移至干燥器内，放冷至室温，精密称定后，再在 500~600℃ 炽灼至恒重，放冷，加硝酸 0.5ml 蒸干，至氧化氮蒸气除尽后，放冷，加盐酸 2ml，置水浴上蒸干，加水 15ml，滴加氨试液至对酚酞指示液显中性，再加醋酸盐缓冲液（pH3.5）2ml，微热溶解后，完全转移至纳氏比色管中，加水稀释至 25ml；另取配制供试品溶液的试剂，置瓷皿中蒸干后，加醋酸盐缓冲液（pH3.5）2ml 与水 15ml，微热溶解后，移至纳氏比色管中，加标准铅溶液 2.5ml，再用水稀释成 25ml，再在样品与对照品纳氏比色管中分别加硫代乙酰胺试液 2ml，摇匀，放置 2min，同置白纸上，自上而下透视，样品管中颜色与对照品管比较，不得更深。

五、注意事项

1. 对马弗炉的使用要严格按操作规程操作。
2. 对照品的配制要从加 0.5ml 硝酸蒸干开始。

六、讨论

《中国药典》中重金属检查的三种方法的适用范围分别是什么？

实验八 冰片中砷盐的限量检查

一、实验目的

1. 熟悉砷盐检查法的基本操作。

2. 了解砷盐检查法的原理和方法。

二、实验原理

古蔡氏法　金属锌与酸作用产生新生态的氢，新生态的氢与药物中微量砷盐反应生成具有挥发性的砷化氢气体，遇溴化汞试纸生成黄色至棕色的砷斑，与一定量标准砷溶液在同样条件下生成的砷斑比较，来判定药物中砷盐的限量。反应式见第二章实验一中的实验原理。

中药材由于受除草剂、杀虫剂和化学肥料的影响，易引入砷盐等毒性物质，因此，控制砷盐的限量是中药检查的重要内容之一。由于中药组成复杂，在检查前经常需要对样品进行有机破坏。

三、仪器与试药

1. 仪器　古蔡氏法测砷装置（图 3-1）。

2. 试药　标准砷试液（每 1ml 相当于 1μg 的 As）、醋酸铅棉花、锌粒、溴化汞试纸、冰片（市售品）。

碘化钾试液　称取碘化钾 16.5g，置 200ml 烧杯中，加适量水溶解，移至 100ml 量瓶中，稀释至刻度。本溶液临用时配制，置棕色瓶中，避光。

酸性氯化亚锡试液　称取氯化亚锡 20g，加盐酸 50ml，滤过即得。

四、实验内容

1. 测试时，于导气管 C 中装入醋酸铅棉花 60mg（装管高度 60~80mm），再于旋塞 D 的顶端平面上放一片溴化汞试纸，盖上旋塞 E 并旋紧。

2. 标准砷斑的制备　精密量取标准砷溶液 2ml，置 A 瓶中，加盐酸 5ml 与水 21ml，再加碘化钾试液 5ml 与酸性氯化亚锡试液 5 滴，在室温放置 10min 后，加锌粒 2g，立即将装妥的导气管 C 密塞于 A 瓶上，并将 A 瓶置 25~40℃水浴中，反应 45min，取出溴化汞试纸，即得。

3. 供试品检查　取冰片 1g，加氢氧化钙 0.5g 与水 2ml，混匀，置水浴上加热使冰片挥发后，放冷，加盐酸中和，再加盐酸 5ml 与水适量使成 28ml，照标准砷斑制备，自"再加碘化钾试液 5ml"起，依法操作。将生成的砷斑与标准砷斑比较，不得更深。

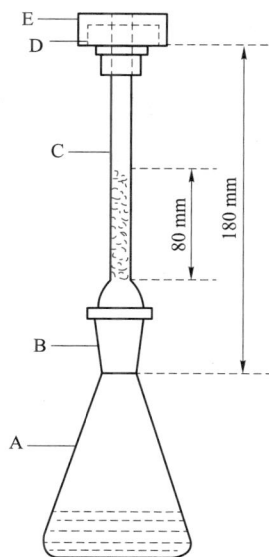

图 3-1　古蔡氏法测砷装置
A. 砷化氢发生瓶；B. 中空磨口塞；
C. 导气管；D. 具孔的有机玻璃旋塞；
E. 具孔的有机玻璃旋塞盖

五、注意事项

1. 制备标准砷斑应与供试品检查同时进行。

2. 浸入乙醇制溴化汞试液的滤纸质量，对生成砷斑的色泽有影响，须选择质量较好的定量滤纸。

六、讨论

实验中所加各种试剂的作用是什么？

第四章　药物的含量测定

实验一　盐酸二甲双胍的含量测定

一、实验目的

1. 掌握非水溶液滴定法原理及电位滴定法操作。
2. 熟悉容量滴定法的计算以及高氯酸滴定液的标定。

二、实验原理

盐酸二甲双胍化学结构式如下：

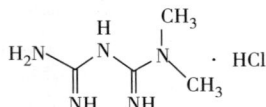

盐酸二甲双胍（$C_4H_{11}N_5 \cdot HCl$　165.63）

本品为弱碱强酸盐，《中国药典》采用非水溶液滴定法测定其含量。

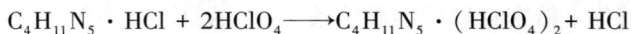

$$C_4H_{11}N_5 \cdot HCl + 2HClO_4 \longrightarrow C_4H_{11}N_5 \cdot (HClO_4)_2 + HCl$$

药品标准规定按干燥品计算含 $C_4H_{11}N_5 \cdot HCl$ 不得少于 98.5%。

三、仪器与试药

1. 仪器　分析天平（0.1mg）、电位滴定仪、玻璃–饱和甘汞电极、量筒、刻度吸管、胶头滴管、锥形瓶。

2. 试药　纯水（新沸放置至室温）、高氯酸滴定液（0.1mol/L）、结晶紫指示液、醋酐（分析纯）、冰醋酸（分析纯）、醋酸汞试液、基准邻苯二甲酸氢钾。

四、实验内容

1. 高氯酸滴定液（0.1mol/L）的配制与标定

配制　取无水冰醋酸（按含水量计算，每 1g 水加醋酐 5.22ml）750ml，加入高氯酸（70%～72%）8.5ml，摇匀，在室温下缓缓滴加醋酐 23ml，边加边摇，加完后再振摇均匀，放冷，加无水冰醋酸适量使成 1000ml，摇匀，放置 24h。若所测供试品易乙酰化，则须用水分测定法测定本液的含水量，再用水和醋酐调节至本液的含水量为 0.01%～0.2%。

标定　取在 105℃ 干燥至恒重的基准邻苯二甲酸氢钾约 0.16g，精密称定，加无水冰醋酸

20ml 使溶解，加结晶紫指示液 1 滴，用本液缓缓滴定至蓝色，并将滴定的结果用空白试验校正。每 1ml 高氯酸滴定液（0.1mol/L）相当于 20.42mg 的邻苯二甲酸氢钾。根据本液的消耗量与邻苯二甲酸氢钾的取用量，算出本液的浓度，即可。

贮藏　置棕色玻璃瓶中，密闭保存。

2. 测定　取本品约 60mg，精密称定，加无水甲酸 4ml 使溶解，加醋酐 50ml，充分混匀，照电位滴定法（《中国药典》通则 0701），用高氯酸滴定液（0.1mol/L）滴定，并将滴定的结果用空白试验校正。每 1ml 高氯酸滴定液（0.1mol/L）相当于 8.282mg 的 $C_4H_{11}N_5 \cdot HCl$。

五、注意事项

1. 滴定液具有不稳定性，冰醋酸膨胀系数大，且易挥发，温度和贮藏条件为主要影响因素。

2. 若滴定时温度与标定时温度相差在 10℃内，应采用校正公式将高氯酸滴定液的浓度加以校正：

$$N_1 = \frac{N_0}{1 + 0.0011(t_1 - t_0)}$$

式中，N_0、N_1 分别为标定时和测定时滴定液浓度；t_0、t_1 分别为标定时和测定时室温；0.001 为冰醋酸的体积膨胀系数。

3. 若滴定时温度与标定时温度相差在 10℃以上或放置在 1 个月以上，使用时应重新标定。

4. 滴定液有效期为 2 个月，贮藏在棕色玻璃瓶中，密闭保存。

六、讨论

1. 为什么采用醋酐作为溶剂？
2. 除饱和甘汞电极外还可以用什么电极？

实验二　荧光分光光度法测定维生素 B_2 片的含量

一、实验目的

1. 掌握荧光分光光度法的基本原理和实验操作。
2. 熟悉荧光分光光度计的使用方法。

二、实验原理

维生素 B_2 水溶液在紫外光照射下能够产生黄绿色荧光，在 pH6~7 时，其稀溶液（0.1~0.2μg/ml）中荧光强度与维生素 B_2 的浓度成正比，其激发光波长为 467nm，发射光波长为 525nm。

《中国药典》规定维生素 B_2 片含量应为标示量的 90.0%~110.0%。

三、仪器与试药

1. 仪器　荧光分光光度计、分析天平（0.1mg）、量瓶、移液管。
2. 试药　维生素 B_2 片（10mg）、维生素 B_2 对照品、纯水、冰醋酸。

四、实验内容

1. 溶液的配制

（1）10mg/L 维生素 B_2 标准储备液的配制　精密称量约 10mg 的维生素 B_2 对照品，以 0.03mol/L 的冰醋酸溶液稀释至 1000ml。

（2）标准系列溶液的配制　取此储备液 0.2、0.4、0.6、0.8、1.0ml 分别置于 10ml 的容量瓶中，均以水稀释至刻度。

（3）供试品储备液的配制　取维生素 B_2 片（10mg）20 片，精密称定，置于研钵中研细，取出适量（约相当于维生素 B_2 10mg），精密称定。以 0.03mol/L 的冰醋酸溶解后稀释至 1000ml，超声助溶 10min，过滤，弃去初滤液，接续滤液，放置待用。

2. 绘制工作曲线　H_2O 作为空白，测定标准溶液的荧光强度 F_0、F_1、F_2、…、F_5。以荧光强度为纵坐标，以浓度为横坐标绘制工作曲线或求出回归方程。

3. 测定　取供试品储备液 0.5ml 于 10ml 的量瓶中，以 H_2O 稀释至刻度。测定此溶液的荧光值，用回归方程或在工作曲线上求得其浓度，并求算出维生素 B_2 片的标示量含量。

五、注意事项

1. 浓度过高容易产生荧光淬灭，需在低浓度溶液中进行。测定的顺序应该是浓度由低到高，以减少测量误差。

2. 荧光法干扰因素较多，溶剂纯度、澄清度、溶解氧、pH 值、测定时的温度、所用玻璃量器和样品池的清洁度等对测定结果影响大。

六、讨论

1. 荧光物质的浓度越大，受激发射出的荧光越强吗？
2. 标准曲线的线性范围还可以扩大吗？

实验三　高效液相色谱法测定盐酸四环素片含量

一、实验目的

1. 掌握高效液相色谱法（HPLC）测定盐酸四环素片含量的原理及操作方法。
2. 熟悉 HPLC 含量测定方法学验证。

二、实验原理

四环素本身为弱酸弱碱两性化合物，临床上多用其盐酸盐。四环素遇各种氧化剂、酸、碱都不稳定。干燥四环素游离碱及其盐在避光条件下较稳定，但其水溶液随 pH 值的不同会发生差向异构化、降解等反应。

盐酸四环素化学结构如下：

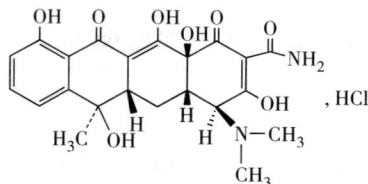

盐酸四环素（$C_{22}H_{24}N_2O_8 \cdot HCl$　480.90）

《中国药典》规定盐酸四环素片含（$C_{22}H_{24}N_2O_8 \cdot HCl$）应为标示量的 90.0% ~ 110.0%。《中国药典》采用反相 HPLC 法测定盐酸四环素片含量。

三、仪器与试药

1. 仪器 高效液相色谱仪、分析天平（0.01mg）、超声仪量瓶、移液管、研钵。

2. 试药 盐酸四环素片（0.25g）、盐酸四环素对照品。

醋酸（分析纯）、醋酸铵（分析纯）、乙二胺四醋酸二钠（分析纯）、三乙胺（分析纯）、乙腈（色谱纯）、纯水。

四、实验内容

1. 盐酸四环素片的测定

色谱条件 十八烷基硅烷键合硅胶为填充剂；醋酸铵溶液［0.15mol/L 醋酸铵溶液 − 0.01mol/L 乙二胺四醋酸二钠溶液 − 三乙胺（100：10：1），用醋酸调节 pH 值至 8.5］−乙腈（83：17）为流动相；检测波长为 280nm。

测定法 取本品 10 片，精密称定，研细，精密称取适量（约相当于盐酸四环素 0.25g），置 250ml 量瓶中，加 0.01mol/L 盐酸溶液溶解并稀释至刻度，摇匀，滤过，精密量取续滤液 5ml，置 50ml 量瓶中，用 0.01mol/L 盐酸溶液稀释至刻度，摇匀，照盐酸四环素项下的方法测，即得。

2. 方法学验证

（1）专属性考察 专属性系指在其他成分（如杂质、降解物、辅料等）可能存在下，采用的分析方法能够正确测定被分析物质的特性。

四环素本身为弱酸弱碱两性化合物，对各种氧化剂、酸、碱都不稳定，其水溶液随 pH 值的不同会发生差向异构化、降解等反应，生成差向四环素、脱水四环素和差向脱水四环素等。

试根据四环素的以上性质设计专属性考察方法，并实验验证。根据实验方案提出所需的试药。

（2）耐用性考察 耐用性系指测定条件发生小的变动时，测定结果不受影响的承受程度。

耐用性主要考察方法本身对于可变试验因素的抗干扰能力。高效液相色谱法中典型的变动因素包括：流动相的组成、流速、pH 值、不同厂牌或不同批号的同类型色谱柱、柱温等。经试验，应说明小的变动能否符合系统适用性试验要求，以确保方法有效。

试设计 HPLC 测定盐酸四环素片耐用性考察方法，并实验验证。

（3）精密度考察 精密度系指在规定的测试条件下，同一均质供试品，经多次取样进行一系列检测所得结果之间的接近程度（离散程度）。精密度可以从三个层次考察：重复性、中间精密度、重现性。重复性系指在同样的操作条件下，由同一分析人员测定所得结果的精密度。

重复性测定可在规定范围内，至少用 9 次测定结果进行评价，如制备 3 个不同浓度的试样，各测定 3 次。

试设计 HPLC 测定盐酸四环素片重复性考察方法，并实验验证。

（4）准确度考察 准确度系指该方法测定的结果与真实值或认可的参考值接近的程度。

制剂中主药含量测定方法的验证，可按处方组成将已知含量的药物对照品与辅料混合后测定主药的含量与已知含量进行比较。

$$回收率（\%）=\frac{测得量}{加入量}\times100\%$$

如不能得到制剂的全部组分，可向已知主药含量的制剂中加入已知量的被测物对照品进行测定，必要时，与另一个已建立准确度的方法比较结果。

$$回收率（\%）=\frac{测得量-本底量}{加入量}\times100\%$$

对于 HPLC，用适当浓度的精制品进行测定，其 RSD 一般不大于 2%。制剂的测定，回收率一般应在 98% ~ 102% 之间。

试设计 HPLC 测定盐酸四环素片准确度考察方法，并实验验证。

（5）线性与范围考察　线性系指在设计的测定范围内，检测结果与供试品中被分析物的浓度（量）直接呈线性关系的程度。

测定方法　应至少测定 5 份系列浓度供试品溶液并列出回归方程、相关系数和线性图（或其他数学模型）。对于含量测定 r 应大于 0.9999（$n=5$），方程的截距应近于零。范围系指能够达到一定的准确度、精密度和线性要求时，测试方法适用的试样中被分析物高低限浓度或量的区间。含量测定范围应为测试浓度的 80% ~ 120% 或更宽。

试设计 HPLC 测定盐酸四环素片线性与范围考察方法，并实验验证。

五、注意事项

1. 流动相醋酸铵溶液–乙腈（83:17）的比例可适当调整以满足分离度要求。

2. 流动相必须先抽滤并超声脱气后使用。进样前，色谱柱应用流动相充分冲洗平衡；在分析完毕后，应先用水，再用甲醇–水充分冲洗。

六、讨论

1. HPLC 系统适用性试验有何意义？为什么还要用到盐酸金霉素和土霉素？

2. 对软膏剂进行处理时，加热融化并冰浴中冷却的目的是什么？

七、附注

1. 四环素本身为弱酸弱碱两性化合物，临床上多用其盐酸盐　为克服色谱分离过程中强酸弱碱盐的解离；避免由于药物极性基团与 C_{18} 柱中未完全硅烷化而存在的硅醇基的吸附作用而产生拖尾现象，流动相采用醋酸铵溶液 [0.15mol/L 醋酸铵溶液–0.01mol/L 乙二胺四醋酸二钠溶液–三乙胺（100:10:1），用醋酸调节 pH 值至 8.5]–乙腈（83:17）。乙二胺四醋酸二钠可络合痕量的金属，与含氮碱性竞争试剂（扫尾剂）三乙胺合用共同改善盐酸四环素的色谱行为。

2. 盐酸四环素原料药含量测定方法

（1）溶液的配制　取 4–差向四环素对照品、土霉素对照品、差向脱水四环素对照品、盐酸金霉素对照品及脱水四环素对照品各约 3mg 与盐酸四环素对照品约 48mg，置 100ml 量瓶中，加 0.1mol/L 盐酸溶液 10ml 使溶解后，用水稀释至刻度，摇匀，作为系统适用性试验溶液。

（2）色谱条件　用十八烷基硅烷键合硅胶为填充剂；以醋酸铵溶液 [0.15mol/L 醋酸铵溶液–0.01mol/L 乙二胺四醋酸二钠溶液–三乙胺（100:10:1），用醋酸调节 pH 值至 8.5]–乙腈（83:17）为流动相；检测波长为 280nm。

（3）系统适用性试验　取 10μl 系统适用性试验溶液注入液相色谱仪，记录色谱图，出峰顺序为：4-差向四环素、土霉素、差向脱水四环素、四环素、金霉素、脱水四环素，四环素的保留时间约为 14min。4-差向四环素、土霉素、差向脱水四环素、四环素、金霉素各峰的分离度均应达到 1.5，金霉素峰与脱水四环素峰的分离度应大于 1.0。

（4）测定　取本品约 25mg，精密称定，置 50ml 量瓶中，加 0.01mol/L 盐酸溶液溶解并稀释至刻度，摇匀，滤过，精密量取续滤液 5ml，置 25ml 量瓶中，用 0.01mol/L 盐酸溶液稀释至刻度，摇匀，精密量取 10μl 注入色谱仪，记录色谱图；另取盐酸四环素对照品约 0.25g，同法测定。按外标法以峰面积计算，即得。

实验四　高效液相色谱法测定苯巴比妥片的含量

一、实验目的

1. 掌握 HPLC 测定的原理和方法。
2. 了解 HPLC 在药物分析中的应用。

二、实验原理

高效液相色谱法系采用高压输液泵将规定的流动相泵入装有填充剂的色谱柱，对供试品行分离测定的色谱方法。注入的供试品，由流动相带入色谱柱内，各组分在柱内被分离，并进入检测器检测，由积分仪或数据处理系统记录和处理色谱信号。本实验采用反相色谱柱，即以键合非极性基团的载体为填充剂填充而成的色谱柱。以外标法检测含量，即按各品种项下的规定，精密称（量）取对照品和供试品，配制成溶液，分别精密取一定量，进样，记录色谱图，测量对照品溶液和供试品溶液中待测物质的峰面积（或峰高），详见通则 0512。

三、仪器与试药

1. **仪器**　分析天平、量瓶、研钵、称量瓶、移液管、高效液相色谱仪。
2. **试药**　苯巴比妥片、苯巴比妥对照品、乙腈。

四、实验内容

1. **色谱条件与系统适用性试验**　用辛烷基硅烷键合硅胶为填充剂；以乙腈-水（30∶70）为流动相，检测波长为 220nm；理论板数按苯巴比妥峰计算不低于 2000，苯巴比妥峰与相邻杂质峰的分离度应符合要求。

2. **测定**　取本品 20 片，精密称定，研细，精密称取适量（约相当于苯巴比妥 30mg），置 50ml 量瓶中，加流动相适量，超声处理 20min 使苯巴比妥溶解，放冷，用流动相稀释至刻度，摇匀，滤过，精密量取续滤液 1ml，置 10ml 量瓶中，用流动相稀释至刻度，摇匀，精密量取 10μl，注入液相色谱仪，记录色谱图。另取苯巴比妥对照品，精密称定，加流动相溶解并定量稀释制成每 1ml 中约含苯巴比妥 60μg 的溶液，同法测定。按外标法以峰面积计算，即得。

五、注意事项

1. 由于微量注射器不易精确控制进样量，当采用外标法测定时，以手动进样器定量环或自动进样器进样为宜。

2. 反相色谱系统的流动相常用甲醇-水系统和乙腈-水系统，用紫外末端波长检测时，宜选用乙腈-水系统。流动相中应尽可能不用缓冲盐，如需用时，应尽可能使用低浓度缓冲盐。

六、讨论

1. HPLC 分析中有哪几种定量方法？试简单阐述各方法的特点。
2. 色谱系统适用性试验的目的是什么？包含哪些参数？
3. 由于操作不当，系统中混入了气泡，则对测定结果有何影响？如何避免这些气泡？

实验五　气相色谱法测定樟脑含量

一、实验目的

1. 掌握气相色谱法（GC）测定樟脑含量的原理。
2. 熟悉气相色谱仪使用方法。

二、实验原理

《中国药典》收载的樟脑有天然品与合成品两种：

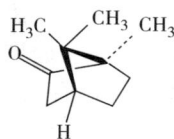

樟脑（天然）（$C_{10}H_{16}O$　152.24）　　　　樟脑（合成）（$C_{10}H_{16}O$　152.24）

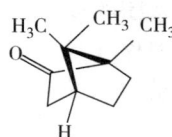

(1R,4R)-1,7,7-三甲基二环［2.2.1］庚烷-2-酮　　(1RS,4RS)-1,7,7-三甲基二环［2.2.1］庚烷-2-酮

本品在常温中易挥发，《中国药典》采用 GC 法测定其含量，规定含 $C_{10}H_{16}O$ 不少于 96.0%。

三、仪器与试药

1. 仪器　气相色谱仪、分析天平（0.1mg）、锥形瓶、移液管、容量瓶。

2. 试药　樟脑（合成）、樟脑对照品、水杨酸甲酯对照品、无水甲醇（色谱纯）。

四、实验内容

1. 溶液制备

内标溶液制备　取水杨酸甲酯 1g，精密称定，置 25ml 量瓶中，加无水甲醇使溶解并稀释至刻度，摇匀，即得。

对照品溶液制备　取樟脑对照品 0.1g，精密称定，置 100ml 量瓶中，精密加内标溶液 5ml，加无水甲醇稀释至刻度，摇匀，即得。

2. 色谱条件与系统适用性试验 以聚乙二醇 20M（或极性相近）为固定液；柱温为 125℃。樟脑峰与内标峰的分离度应符合要求。

3. 测定 取本品约 0.1g，精密称定，置 100ml 量瓶中，精密加内标溶液 5ml，用无水甲醇稀释至刻度，摇匀，精密量取 1μl，注入气相色谱仪，记录色谱图；另取樟脑对照品溶液，同法测定。按内标法以峰面积计算，即得。

五、注意事项

1. 实验用容器应干燥。
2. 操作应快速，防止樟脑挥发。
3. 除固定液种类聚乙二醇 20M（或极性相近）以及火焰离子化检测器（FID）不能改变外，可适当改变柱温、载气流速等以达到系统适用性试验的要求。

六、讨论

1. 气相色谱法测定樟脑含量时为什么采用内标法？
2. 在本实验条件下樟脑天然品和合成品能有效分离开吗？

实验六 苯甲酸钠的含量测定

一、实验目的

掌握非水溶液滴定法测定苯甲酸钠含量的原理和操作。

二、实验原理

苯甲酸钠是常用的药用辅料和防腐剂。苯甲酸类药物的碱金属盐，如苯甲酸钠，易溶于水，其水溶液呈碱性，原本可直接用盐酸滴定液滴定，但在滴定过程中析出的游离酸不溶于水，使滴定终点 pH 值的突跃不明显，不利于终点的正确判断。采用非水溶液滴定法可以克服这些缺点，准确地测定苯甲酸钠含量。

滴定反应式：

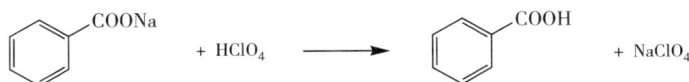

三、仪器与试药

1. 仪器 电子天平、试管架与试管、量筒（10、25ml）、锥形瓶、牛角匙、滤纸、玻璃棒、水浴锅、烘箱。

2. 试药 冰醋酸、结晶紫指示液、高氯酸滴定液（0.1mol/L）、苯甲酸钠。

四、实验内容

苯甲酸钠的含量测定方法 取本品，经 105℃ 干燥至恒重，取约 0.12g，精密称定，加冰醋酸 20ml 使溶解，加结晶紫指示液 1 滴，用高氯酸滴定液（0.1mol/L）滴定至溶液显绿色，并将滴定的结果用空白试验校正。每 1ml 高氯酸滴定液（0.1mol/L）相当于 14.41mg 的 $C_7H_5NaO_2$。

五、注意事项

高氯酸滴定液（0.1mol/L）需按照《中国药典》方法配制。

六、讨论

1. 非水溶液滴定法测定苯甲酸钠含量的原理是什么？
2. 如何进行空白试验校正？

实验七　阿司匹林原料药的含量测定

一、实验目的

掌握直接碱滴定法测定阿司匹林原料药含量的原理和操作。

二、实验原理

阿司匹林分子中含有游离羧基（pK_a 3.49），可用标准碱滴定液直接滴定。滴定反应式如下：

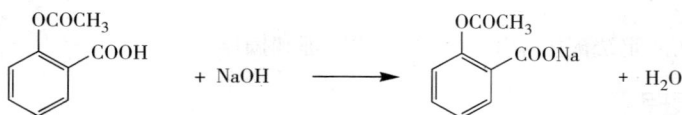

三、仪器与试药

1. **仪器**　电子天平、量筒（10、25ml）、锥形瓶、烧杯、牛角匙、滤纸、玻璃棒。
2. **试药**　阿司匹林、乙醇、酚酞指示液、氢氧化钠滴定液（0.1mol/L）。

四、实验内容

取本品约 0.4g，精密称定，加中性乙醇（对酚酞指示液显中性）20ml 溶解后，加酚酞指示液 3 滴，用氢氧化钠滴定液（0.1mol/L）滴定。每 1ml 的氢氧化钠滴定液（0.1mol/L）相当于 18.02mg 的 $C_9H_8O_4$。

五、注意事项

1. 加中性乙醇溶解样品。阿司匹林在水中微溶，在乙醇中易溶，故选用乙醇为溶剂，使样品易于溶解，同时防止阿司匹林在滴定时水解。另外，因阿司匹林是弱酸，用强碱滴定后生成了强碱弱酸盐，故应选用在碱性区变色的酚酞为指示剂。需注意的是，乙醇对酚酞指示液显酸性，会消耗碱滴定液而使含量测定结果偏高，故乙醇需用碱液中和至对酚酞指示液显中性后再使用。

2. 滴定应在不断振摇下稍快进行，防止局部碱度过大而使阿司匹林酯结构水解。

3. 本方法专属性较差。供试品中所含杂质水杨酸超过限量时，不宜采用本法测定。

六、讨论

1. 直接碱滴定法测定阿司匹林含量的原理是什么？
2. 为什么加中性乙醇溶解供试品？如何制备中性乙醇？
3. 你认为含量测定时，应注意哪些问题才可以获得准确的结果？

实验八　非水溶液滴定法测定硫酸奎宁片的含量

一、实验目的

1. 掌握非水溶液滴定法测定含量的原理及操作方法。
2. 掌握硫酸奎宁片含量测定的操作条件及要点。

二、实验原理

硫酸奎宁为（$8S$，$9R$）-6′-甲氧基-脱氧辛可宁-9-醇硫酸盐二水合物。

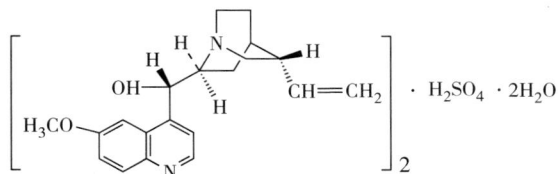

硫酸奎宁[$(C_{20}H_{24}N_2O_2)_2 \cdot H_2SO_4 \cdot 2H_2O$　782.96]

硫酸奎宁是喹啉类化合物，具有生物碱的性质，不能在水溶液中用酸直接滴定，可在冰醋酸或酸酐的非水介质中，用高氯酸滴定液直接滴定，测定其含量。硫酸为二元酸，在水溶液中能进行二级解离，但在冰醋酸介质中，只能解离为 HSO_4^-，喹啉类的硫酸盐在冰醋酸中只能滴定至硫酸氢盐。

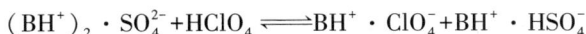

$$(BH^+)_2 \cdot SO_4^{2-}+HClO_4 \Longrightarrow BH^+ \cdot ClO_4^-+BH^+ \cdot HSO_4^-$$

硫酸奎宁片中常加入硬脂酸镁做润滑剂，对非水溶液法测定会产生干扰，故应先用氢氧化钠溶液碱化使奎宁碱游离，经三氯甲烷提取分离后，再用高氯酸滴定液滴定测定其含量，反应方程式为：

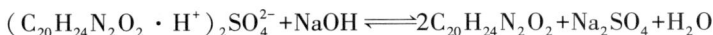

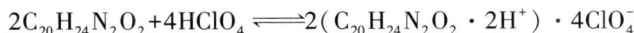

$$(C_{20}H_{24}N_2O_2 \cdot H^+)_2SO_4^{2-}+NaOH \Longrightarrow 2C_{20}H_{24}N_2O_2+Na_2SO_4+H_2O$$

$$2C_{20}H_{24}N_2O_2+4HClO_4 \Longrightarrow 2(C_{20}H_{24}N_2O_2 \cdot 2H^+) \cdot 4ClO_4^-$$

本品含硫酸奎宁 [$(C_{20}H_{24}N_2O_2)_2 \cdot H_2SO_4 \cdot 2H_2O$] 应为标示量的 95.0%～105.0%。

三、仪器与试药

1. 仪器　分析天平、研钵、漏斗、分液漏斗、酸式滴定管、锥形瓶、称量瓶、移液管。
2. 试药　硫酸奎宁片（0.3g）、高氯酸滴定液（0.1mol/L）、醋酐、二甲基黄指示液、氯化钠、0.1mol/L氢氧化钠溶液。

四、实验内容

取本品 20 片，除去包衣后，精密称定，研细，精密称取适量（约相当于硫酸奎宁

0.3g），置分液漏斗中，加氯化钠 0.5g 与 0.1mol/L 氢氧化钠溶液 10ml，混匀，精密加三氯甲烷 50ml，振摇 10min，静置，分取三氯甲烷液，用干燥滤纸滤过，精密量取续滤液 25ml，加醋酐 5ml 与二甲基黄指示液 2 滴，用高氯酸滴定液（0.1mol/L）滴定至溶液显玫瑰红色，并将滴定的结果用空白试验校正。每 1ml 高氯酸滴定液（0.1mol/L）相当于 19.57mg 的 $(C_{20}H_{24}N_2O_2)_2 \cdot H_2SO_4 \cdot 2H_2O$。

硫酸奎宁片的标示百分含量按下式计算：

$$标示量（\%）= \frac{T \times F \times (V_S - V_0)}{W} \times \overline{W} \times \frac{1}{B} \times 100\%$$

式中，W 为供试品的称取量（g）；V_S 和 V_0 分别为供试品和空白试验消耗高氯酸滴定液的体积（ml）；T 为每 1ml 高氯酸滴定液（0.1mol/L）对硫酸奎宁的滴定度（mg/ml）；F 为 0.1mol/L 高氯酸滴定液的浓度校正因子；$\overline{W}$ 为平均片重（g）；B 为片剂的标示量（mg）。

五、注意事项

1. 市售高氯酸为含 $HClO_4$ 70.0%～72.0% 的水溶液，需加入醋酐除去水分。

2. 高氯酸与有机物接触或遇热极易发生爆炸，和醋酐混合时易发生剧烈反应放出大量的热。在配制高氯酸滴定液时应先用冰醋酸将高氯酸稀释后，在不断搅拌下缓缓滴加适量醋酐。

3. 若高氯酸滴定液滴定样品和标定时的温度差超过 10℃，应重新标定；未超过 10℃，则可按下式将高氯酸滴定液的浓度加以校正。

$$C_1 = \frac{C_0}{1 + 0.0011(t_1 - t_0)}$$

式中，0.0011 为冰醋酸的体积膨胀系数；t_0 为标定时的温度；t_1 为测定时温度；C_0 为标定时浓度；C_1 为测定时浓度。

4. 二甲基黄指示液不宜多加，1～2 滴为宜。

六、讨论

1. 非水溶剂滴定法操作过程中有哪些注意事项？常用的终点指示方法有哪些？

2. 硫酸奎宁原料药和硫酸奎宁片均采用非水溶剂滴定法测定含量，为什么两者消耗高氯酸滴定液的物质的量有不同？

实验九　酸性染料比色法测定硫酸阿托品片的含量

一、实验目的

1. 掌握酸性染料比色法测定含量的原理及操作方法。
2. 熟悉紫外-可见分光光度计使用方法及含量测定中注意事项。

二、实验原理

硫酸阿托品为（±）-α-（羟甲基）苯乙酸-8-甲基-8-氮杂双环［3.2.1］-3-辛酯硫酸盐一水合物。

硫酸阿托品[(C$_{17}$H$_{23}$NO$_3$)$_2$·H$_2$SO$_4$·H$_2$O 694.84]

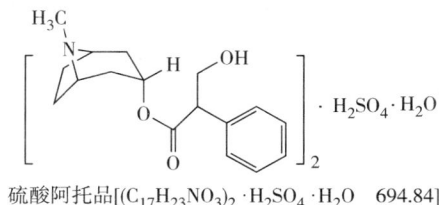

《中国药典》对硫酸阿托品片的含量采用酸性染料比色法进行测定。在一定的 pH 值条件下，硫酸阿托品（B）可与氢离子结合生成生物碱阳离子（BH$^+$），酸性染料溴甲酚绿在此条件下可解离成阴离子（In$^-$），上述阳离子与阴离子定量结合成有色离子对（BH$^+$·In$^-$）。该离子对可以定量地被三氯甲烷萃取，在 420nm 波长处测定该溶液有色离子对的吸光度，即可计算出硫酸阿托品的含量。

其反应式如下：

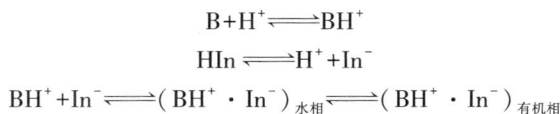

$$B+H^+ \rightleftharpoons BH^+$$

$$HIn \rightleftharpoons H^+ + In^-$$

$$BH^+ + In^- \rightleftharpoons (BH^+ \cdot In^-)_{水相} \rightleftharpoons (BH^+ \cdot In^-)_{有机相}$$

本品含硫酸阿托品 〔（C$_{17}$H$_{23}$NO$_3$）$_2$·H$_2$SO$_4$·H$_2$O〕应为标示量的 90.0% ~ 110.0%。

三、仪器与试药

1. 仪器　紫外–可见分光光度计、石英比色皿、分析天平、移液管、量瓶、研钵、漏斗、分液漏斗。

2. 试药　硫酸阿托品片（0.3mg）、硫酸阿托品对照品、溴甲酚绿、邻苯二甲酸氢钾、0.2mol/L 氢氧化钠溶液、三氯甲烷。

四、实验内容

1. 对照品溶液制备　精密称取在 120℃ 干燥至恒重的硫酸阿托品对照品约 25mg，精密称定，置 25ml 量瓶中，加水溶解并稀释至刻度，摇匀，精密量取 5ml，置 100ml 量瓶中，用水稀释至刻度，摇匀，作为对照品溶液。

2. 供试品溶液制备　取本品（0.3mg）20 片，精密称定，研细，精密称取适量（约相当于硫酸阿托品 2.5mg），置 50ml 量瓶中，加水振摇使硫酸阿托品溶解并稀释至刻度，滤过，取续滤液，作为供试品溶液。

3. 测定　精密量取供试品溶液与对照品溶液各 2ml，分别置预先精密加入三氯甲烷 10ml 的分液漏斗中，各加溴甲酚绿溶液（取溴甲酚绿 50mg 与邻苯二甲酸氢钾 1.02g，加 0.2mol/L 氢氧化钠溶液 6.0ml 使溶解，再用水稀释至 100ml，摇匀，必要时滤过）2.0ml，振摇提取 2min 后，静置使分层，分取澄清的三氯甲烷液，照紫外–可见分光光度法，在 420nm 的波长处分别测定吸光度，计算，并将结果乘以 1.027，即得供试品中含有一分子结晶水硫酸阿托品的含量，并计算标示量。

硫酸阿托品的标示百分含量按下式计算：

$$标示量（\%） = \frac{\frac{A_X}{A_R} \times C_R \times D \times \overline{W} \times 1.027}{W \times B} \times 100\%$$

式中，W 为供试品的称取量（g）；A_X 和 A_R 分别为供试品溶液和对照品溶液的吸光度；C_R 为对照品溶液的浓度（mg/ml）；D 为供试品稀释体积（ml）；$\overline{W}$ 为平均片重（g）；B 为片剂的标示量（mg）。

五、注意事项

1. 实验中，应严格控制水相 pH 值并保证有色离子对化合物能定量提取进入三氯甲烷层。
2. 振摇提取时既要能定量地将离子对化合物萃取到三氯甲烷层，又要防止乳化和少量水混入三氯甲烷层。因此，分液时需充分振摇，并使静置分层后再分取三氯甲烷。

六、讨论

1. 试述酸性染料比色法的原理。
2. 酸性染料比色法的影响因素有哪些？实验中应如何控制？

实验十 离子色谱法测定氢溴酸东莨菪碱的含量

一、实验目的

1. 掌握离子色谱法测定含量的原理及操作方法。
2. 掌握氢溴酸东莨菪碱含量测定的操作条件及要点。

二、实验原理

氢溴酸东莨菪碱为 $6\beta, 7\beta$-环氧-$1\alpha H, 5\alpha H$-托烷-3α-醇（—）托品酸酯氢溴酸盐三水合物。

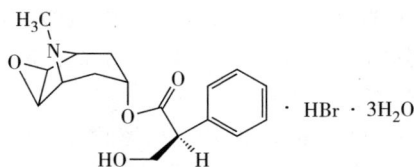

氢溴酸东莨菪碱 [$C_{17}H_{21}NO_4 \cdot HBr \cdot 3H_2O$　438.32]

《中国药典》对氢溴酸东莨菪碱采用离子对色谱法测定其含量，十二烷基硫酸钠为离子对试剂。本品按干燥品计算，含 $C_{17}H_{21}NO_4 \cdot HBr$ 应为 99.0% ～ 102.0%。

三、仪器与试药

1. 仪器　高效液相色谱仪、分析天平、研钵、量瓶、移液管、超声波振荡器、微量注射器、酸度计。

2. 试药　氢溴酸东莨菪碱、氢溴酸东莨菪碱对照品、磷酸、十二烷基硫酸钠、乙腈、纯水。

四、实验内容

1. 色谱条件与系统适用性试验 用辛烷基硅烷键合硅胶为填充剂；以 0.25% 十二烷基硫酸钠溶液（用磷酸调节 pH 值至 2.5）-乙腈（60:40）为流动相；检测波长为 210nm。理论板数按东莨菪碱峰计算不低于 6000。

2. 对照品溶液制备 取氢溴酸东莨菪碱对照品，精密称定，加水溶解并稀释制成每 1ml 中含 0.26mg 的溶液，即得对照品溶液。

3. 供试品溶液制备 取本品适量，精密称定，加水溶解并稀释制成每 1ml 中含 0.3mg 的溶液，作为供试品溶液。

4. 测定 分别精密量取对照品溶液和供试品溶液各 20μl 注入液相色谱仪，记录色谱图，按外标法以峰面积计算含量。

氢溴酸东莨菪碱的含量按下式计算：

$$标示量（\%）=\frac{\dfrac{A_X}{A_R}\times C_R\times D}{W_X}\times 100\%$$

式中，W_X 为供试品的称取量（mg）；A_X 和 A_R 分别为供试品和对照品的峰面积；C_R 为对照品的浓度（mg/ml）；D 为供试品稀释体积（ml）。

五、注意事项

1. 二氢吡啶类药物对光敏感，分析时应注意避光操作。
2. 供试品溶液和对照品溶液注入高效液相色谱仪之前须用微孔滤膜滤过。
3. 流动相使用之前，须用微孔滤膜滤过，除去固体颗粒；还要进行脱气。

六、讨论

1. 离子色谱法测定含量的原理是什么？
2. 在离子色谱中，分析碱性物质常用的离子对试剂包括哪些？

实验十一　紫外-可见分光光度法测定奥沙西泮片的含量

一、实验目的

1. 掌握紫外-可见分光光度法测定含量的原理及操作方法。
2. 熟悉紫外-可见分光光度计使用方法及含量测定中注意事项。

二、实验原理

奥沙西泮为 5-苯基-3-羟基-7-氯-1，3-二氢-2*H*-1，4-苯并二氮杂䓬-2-酮。

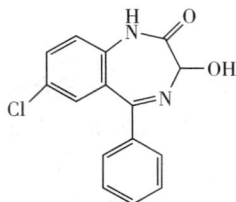

奥沙西泮($C_{15}H_{11}ClN_2O_2$　286.72)

奥沙西泮含有较大的共轭体系，具有特征的紫外吸收特性，在其最大吸收波长处测定吸光度，再利用对照品比较法可以计算其含量。《中国药典》对奥沙西泮片的含量采用紫外-可见分光光度法进行测定，本品含奥沙西泮（$C_{15}H_{11}ClN_2O_2$）应为标示量的 90.0%～110.0%。

三、仪器与试药

1. 仪器　紫外-可见分光光度计、超声波振荡器、分析天平、移液管、量瓶、石英比色皿。

2. 试药　奥沙西泮片（15mg）、奥沙西泮对照品、乙醇、纯水。

四、实验内容

1. 对照品溶液制备　取奥沙西泮对照品约 15mg，精密称定，置 200ml 量瓶中，加乙醇 150ml，超声使溶解，放冷，用乙醇稀释至刻度，摇匀，精密量取 5ml，置 100ml 量瓶中，用乙醇稀释至刻度，摇匀，作为对照品溶液。

2. 供试品溶液制备　取本品 10 片，分别置 200ml 量瓶中，加乙醇 150ml，超声使奥沙西泮溶解，放冷，用乙醇稀释至刻度，摇匀，滤过，精密量取续滤液 5ml，置 100ml 量瓶中，用乙醇稀释至刻度，摇匀，作为供试品溶液。

3. 测定　照紫外-可见分光光度法，在 229nm 的波长处分别测定对照品溶液和供试品溶液的吸光度，利用对照品比较法计算其含量。

奥沙西泮片的标示百分含量按下式计算：

$$标示量（\%）= \frac{\dfrac{A_X}{A_R} \times C_R \times D}{10B} \times 100\%$$

式中，A_X 和 A_R 分别为供试品溶液和对照品溶液的吸光度；C_R 为对照品溶液的浓度（mg/ml）；D 为供试品稀释体积（ml）；B 为片剂的标示量（mg）。

五、注意事项

1. 此实验用到的波长位于紫外光区，要用石英比色皿，而不能用玻璃比色皿。

2. 吸收池的光学面，必须清洁干净，不准用手触摸，只可用擦镜纸擦拭，并只能顺着一个方向擦。

六、讨论

1. 紫外-可见分光光度法用于含量测定的方法一般有哪些？

2. 哪些药物可以采用紫外-可见分光光度法测定含量？

实验十二　铈量法测定硝苯地平的含量

一、实验目的

1. 掌握铈量法测定含量的原理及操作方法。
2. 掌握硝苯地平含量测定的操作条件及要点。

二、实验原理

硝苯地平是二氢吡啶类药物，含有二氢吡啶环，具有还原性，可用铈量法测定含量。在酸性溶液，以邻二氮菲亚铁为指示剂，用硫酸铈滴定液滴定，到达计量点时，稍过量的 Ce^{4+} 将指示液中的 Fe^{2+} 氧化为 Fe^{3+}，使橙红色配合物离子呈无色，以指示终点的到达。

滴定反应为：

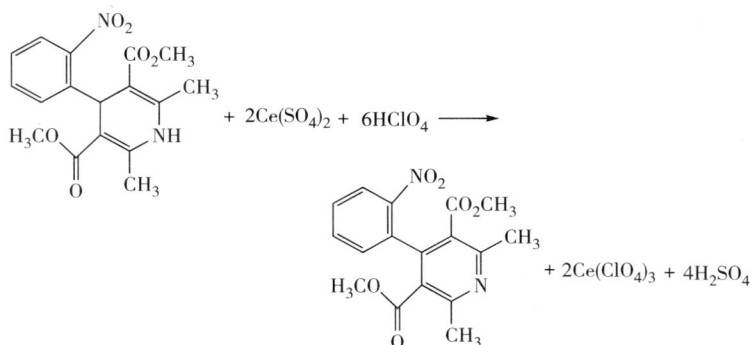

硝苯地平按干燥品计算，含 $C_{17}H_{18}N_2O_6$ 应为 98.0% ～ 102.0%。

三、仪器与试药

1. 仪器　恒温水浴锅、酸式滴定管、锥形瓶、称量瓶、分析天平、量筒。

2. 试药　硝苯地平、无水乙醇、高氯酸溶液、邻二氮菲指示液、0.1mol/L 硫酸铈滴定液。

四、实验内容

取本品约 0.4g，精密称定，加无水乙醇 50ml，微温使溶解，加高氯酸溶液（取 70% 高氯酸 8.5ml，加水至 100ml）50ml，邻二氮菲指示液 3 滴，立即用硫酸铈滴定液（0.1mol/L）滴定，至近终点时，在水浴中加热至 50℃ 左右，继续缓缓滴定至橙红色消失，并将滴定的结果用空白试验校正，平行测定三次。每 1ml 硫酸铈滴定液（0.1mol/L）相当于 17.32mg 的 $C_{17}H_{18}N_2O_6$。

硝苯地平的含量按下式计算：

$$含量\% = \frac{(V_S - V_0) \times F \times T}{W} \times 100\%$$

式中，W 为试样的质量（g）；V_S 和 V_0 分别为试样和空白试验消耗 $Ce(SO_4)_2$ 滴定液的体积（ml）；F 为 $Ce(SO_4)_2$ 滴定液（0.1mol/L）浓度校正因子；T 为每 1ml 硫酸铈滴定液（0.1mol/L）对硝苯地平的滴定度（mg/ml）。

五、注意事项

1. 在中性及碱性介质中 Ce^{4+} 易水解，滴定应在酸性溶液中进行。
2. 硫酸铈滴定液可以直接配制。
3. 邻二氮菲指示液应临用新配。

六、讨论

铈量法测定硝苯地平的原理、方法及注意事项是什么？

实验十三　高效液相色谱法测定尼莫地平分散片的含量

一、实验目的

1. 掌握高效液相色谱法测定含量的原理及操作方法。
2. 掌握尼莫地平分散片含量测定的操作条件及要点。

二、实验原理

尼莫地平为 2，6-二甲基-4-（3-硝基苯基）-1，4-二氢-3，5-吡啶二甲酸-2-甲氧乙酯异丙酯。

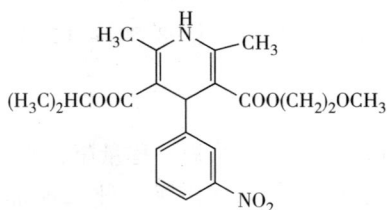

尼莫地平($C_{21}H_{26}N_2O_7$　418.45)

《中国药典》对尼莫地平分散片采用高效液相色谱法测定含量，规定尼莫地平分散片含尼莫地平（$C_{21}H_{26}N_2O_7$）应为标示量的 90.0%～110.0%。

三、仪器与试药

1. 仪器　高效液相色谱仪、分析天平、研钵、量瓶、离心管、移液管、离心机、超声波振荡器、微量注射器。

2. 试药　尼莫地平分散片（20mg）、尼莫地平对照品、甲醇、乙腈、纯水。

四、实验内容

1. 色谱条件与系统适用性试验　用十八烷基硅烷键合硅胶为填充剂；以甲醇-乙腈-水

（35:38:27）为流动相；检测波长为235nm。理论板数按尼莫地平峰计算不低于8000，尼莫地平峰与相邻杂质峰的分离度应符合要求。

2. 对照品溶液制备 精密称取尼莫地平对照品约10mg，置100ml量瓶中，流动相溶解并稀释至刻度，精密量取10ml，流动相稀释至50ml，即得对照品溶液。

3. 供试品溶液制备 取本品约20片（20mg），精密称定，研细，精密称取适量（约相当于尼莫地平10mg），置50ml量瓶中，加流动相适量，超声处理15min使尼莫地平溶解，放冷，用流动相稀释至刻度，摇匀，离心10min（每分钟3000转），精密量取上清液5ml，置50ml量瓶中，用流动相稀释至刻度，摇匀，即得供试品溶液。

4. 测定 分别精密量取对照品溶液和供试品溶液各10μl注入液相色谱仪，记录色谱图，按外标法以峰面积计算含量。

尼莫地平的标示百分含量按下式计算：

$$标示量（\%）=\frac{\frac{A_X}{A_R}\times C_R\times D\times \overline{W}}{W\times B}\times 100\%$$

式中，W为供试品的称取量（g）；A_X和A_R分别为供试品溶液和对照品溶液的峰面积；C_R为对照品溶液的浓度（mg/ml）；D为供试品溶液稀释体积（ml）；$\overline{W}$为平均片重（g）；B为片剂的标示量（mg）。

五、注意事项

1. 二氢吡啶类药物对光敏感，分析时应注意避光操作。
2. 供试品溶液和对照品溶液注入高效液相色谱仪之前须用微孔滤膜滤过。
3. 流动相使用之前，须用微孔滤膜滤过，除去固体颗粒；还要进行脱气。

六、讨论

1. 高效液相色谱法对流动相的基本要求有哪些？
2. 高效液相色谱法中常用的定量方法有几种？外标一点法有何优缺点？

实验十四 维生素E片的含量测定

一、实验目的

1. 掌握气相色谱法–内标法测定药物含量的方法与计算。
2. 熟悉气相色谱仪的工作原理和操作方法。

二、实验原理

维生素E的沸点虽高达350℃，但仍可不经衍生化直接用气相色谱法测定含量，由于气相色谱法选择性高，可分离维生素E及其异构体，故可选择性地测定维生素E，尤其适用于维生素E制剂的含量测定。

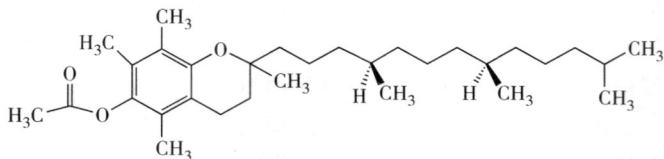

合成型

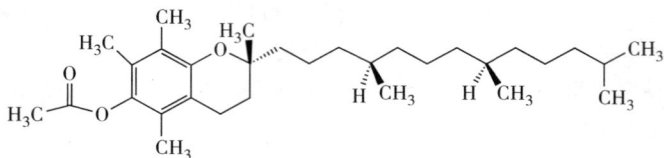

天然型

维生素E（C$_{31}$H$_{52}$O$_3$　472.75）

三、仪器与试药

1. 仪器　分析天平、量瓶、研钵、称量瓶、移液管、棕色具塞瓶、气相色谱仪、色谱柱（涂布浓度为 2% 的 OV-17 填充柱或非极性毛细管柱）。

2. 试药　维生素 E 片、维生素 E 对照品、正三十二烷、正己烷。

四、实验内容

1. 色谱条件与系统适用性试验　用硅酮（OV-17）为固定液，涂布浓度为 2% 的填充柱，或用 100% 二甲基聚硅氧烷为固定液的毛细管柱；柱温为 265℃。理论板数按维生素 E 峰计算不低于 500（填充柱）或 5000（毛细管柱），维生素 E 峰与内标物质峰的分离度应符合要求。

2. 校正因子的测定　取正三十二烷适量，加正己烷溶解并稀释成每 1ml 中含有 1.0mg 的溶液，作为内标溶液。另取维生素 E 对照品约 20mg，精密称定，置棕色具塞瓶中，精密加内标溶液 10ml，密塞，振摇使溶解，取 1~3μl 注入气相色谱仪，计算校正因子。

3. 测定　取本品 20 片，精密称定，研细，精密称取适量（约相当于维生素 E 20mg），置棕色具塞瓶中，精密加内标溶液 10ml，密塞，振摇，使维生素 E 溶解，静置，取上清液 1~3μl 注入气相色谱仪，测定，计算，即得。

五、注意事项

1. 各种固定相均有最高使用温度的限制，为延长色谱柱的使用寿命，在分离度达到要求的情况下尽可能选择低柱温。开机时，要先通载气，再升高气化室、检测室温度和分析柱温度。为使检测室温度始终高于分析柱温度，可先加热检测室，待检测室温度升至近设定温度时再升高分析柱温度；关机前须先降温，待柱温降至 50℃ 以下时，才可停止通载气，关机。

2. 为获得较好的精密度和色谱峰形状，手动进样时要求进样、留针、拔针操作应一致，进、拔针速度要快而果断。

3. 为避免被测物冷凝在检测器上而污染检测器，检测器温度必须高于柱温 30℃，并不得低于 150℃。用峰高定量时，需保持载气流速恒定。

六、讨论

1. GC 法的定量方法有哪些？内标法测定有何优点？
2. 如何选择内标物？
3. 《中国药典》收载的维生素 E 有合成型和天然型两种，在质量控制上有何不同？

实验十五　高效液相色谱法测定
醋酸地塞米松片的含量

一、实验目的

1. 掌握高效液相色谱法测定药物含量的原理。
2. 掌握高效液相色谱法的操作技术及数据处理方法。

二、实验原理

用十八烷基硅烷键合硅胶为填充剂；以乙腈–水（40∶60）为流动相，检测波长为 240nm。出峰顺序为地塞米松峰先于醋酸地塞米松峰。地塞米松峰与醋酸地塞米松峰的分离度应大于 2.0。

三、仪器与试药

1. **仪器**　高效液相色谱仪、ODS 色谱柱、量瓶（10、50ml）等。
2. **试药**　醋酸地塞米松（对照品）、醋酸地塞米松片、乙腈（色谱纯）、纯水等。

四、实验内容

1. 线性关系　取醋酸地塞米松对照品约 10mg，精密称定，置 50ml 量瓶中，加流动相溶解并稀释至刻度，摇匀，作为醋酸地塞米松对照品储备液。分别精密量取该储备液 1.0、2.0、3.0、4.0、5.0ml 置 10ml 量瓶中，用流动相稀释至刻度，摇匀，过 0.45μm 滤膜，分别精密量取 20μl 注入液相色谱仪，记录色谱图。以峰面积（Y）对进样浓度（X）绘制标准曲线，得回归方程。醋酸地塞米松在 20~100μg/ml 的范围内，峰面积与浓度之间应呈良好的线性关系。

2. 精密度试验　精密吸取醋酸地塞米松对照品储备液 2.5ml，置 10ml 量瓶中，加流动相稀释至刻度，摇匀，过 0.45μm 滤膜，精密量取 20μl 注入液相色谱仪，重复进样 6 次，按上述色谱条件及方法计算峰面积的 RSD%。

3. 重复性试验　取同一批样品，按样品测定项下的方法测定 6 次，计算其含量测定结果的 RSD%。

4. 稳定性试验　取"精密度试验"项下溶液在 0、1、2、4、8、24h 分别精密量取 20μl 注入液相色谱仪，计算醋酸地塞米松峰面积的 RSD%，考察测定溶液的稳定性。

5. 回收率试验　精密称取已知含量的醋酸地塞米松片（相当于醋酸地塞米松 1.2mg），共 9 份，置于 50ml 量瓶中，加流动相适量，再分别加入醋酸地塞米松对照品储备液 4.0、6.5、9.0ml（分别相当于醋酸地塞米松 0.8、1.3、1.8mg），每个浓度 3 份，照测定项下的方法操作，计算回收率。

6. 测定 取本品 20 片，精密称定，研细，精密称取适量（约相当于醋酸地塞米松 2.5mg），置 50ml 量瓶中，加甲醇适量，超声处理 30min 使醋酸地塞米松溶解，并用甲醇稀释至刻度，摇匀，滤过，弃去初滤液，续滤液过 0.45μm 滤膜，作为供试品溶液。取 20μl 注入液相色谱仪，记录色谱图；另精密量取醋酸地塞米松对照品储备液 2.5ml，置 10ml 量瓶中，加甲醇稀释至刻度，同法测定。按外标法以峰面积计算供试品中醋酸地塞米松的含量。

五、注意事项

1. 应严格按仪器操作规程测试。
2. 流动相、对照品溶液和供试品溶液均用 0.45μm 滤膜滤过后方可注入液相色谱仪。

六、讨论

1. 外标法测定药物含量时应注意什么？与内标法相比有哪些优缺点？
2. 回收率试验的方法有哪些？本试验中采用的是哪种方法？

实验十六 高效液相色谱法测定头孢克洛胶囊的含量

一、实验目的

1. 熟悉抗生素类药物含量测定的方法和步骤。
2. 掌握 HPLC 测定抗生素类药物的基本原理。

二、实验原理

头孢克洛胶囊广泛应用于由敏感菌所致的呼吸系统、泌尿系统、耳鼻喉科及皮肤、软组织等感染。本品含头孢克洛（$C_{15}H_{14}ClN_3O_4S$）应为标示量的 90.0%～110.0%。内容物为类白色至微黄色粉末。

其分子式如下：

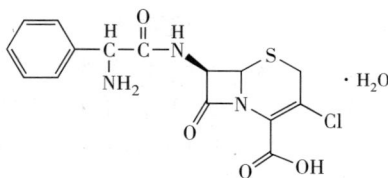

头孢克洛（$C_{15}H_{14}ClN_3O_4S \cdot H_2O$　385.82）

抗生素类药物含量测定首选高效液相色谱法或微生物鉴定法。高效液相色谱法具有对供试品进行分离分析的能力，选择性较好，可准确测定药物的含量，且有效避免制剂辅料对测定的干扰，适用于抗生素类药物制剂的含量测定。头孢克洛结构芳香化程度较高，具有紫外吸收，可用紫外检测器检测。本实验以头孢克洛胶囊为研究对象，采用高效液相色谱法测定其含量。

三、仪器与试药

1. 仪器 高效液相色谱仪。

2. 试药 头孢克洛胶囊（0.25g）、头孢克洛对照品、50%甲醇、甲醇（色谱）、纯水。

四、实验内容

1. 色谱条件与系统适用性试验 用十八烷基硅烷键合硅胶为填充剂，如 ZORBAX C_{18}（美国安捷伦公司）；以磷酸二氢钾溶液（取磷酸二氢钾 6.8g，加水溶解并稀释至 1000ml，用磷酸调节 pH 值至 3.4）－乙腈（92:8）为流动相；流速为 1.0ml/min；检测波长为 254nm；柱温为 25℃。

2. 对照品溶液制备 精密称取头孢克洛对照品 10mg 置 50ml 量瓶中，加流动相适量，超声处理约 10min 使溶解，放冷，加流动相至刻度，摇匀，过滤。即得对照品溶液。

3. 供试品溶液制备 取头孢克洛胶囊 5 粒，精密称定，倾出内容物，求其平均装量，精密称取该内容物适量（约相当于头孢克洛 50mg），置 50ml 容量瓶中，加 50%甲醇适量，超声处理使之溶解，放冷，加流动相至刻度，摇匀。精密吸取该溶液 2.0ml 置 10ml 量瓶中，加流动相至刻度，摇匀，过滤，弃初滤液。取续滤液即得供试品溶液。

4. 测定 取供试品溶液及对照品溶液各 20μl 分别注入液相色谱仪，测定。记录头孢克洛色谱峰面积 A_u 和 A_s。按外标法以峰面积计算出供试品中 $C_{15}H_{14}ClN_3O_4S$ 的含量。

计算公式为：

$$标示量\% = \frac{\dfrac{A_s}{A_u} \times c_u \times D \times \overline{W}}{W \times 标示量} \times 100\%$$

式中，A_s 为供试品峰面积；c_u 为对照品溶液浓度；W 为称样量；A_u 为对照品峰面积；$\overline{W}$ 为平均内容物重；D 为供试品稀释倍数。

五、注意事项

1. 使用高效液相色谱仪应严格遵守操作规程。
2. 高效液相色谱法所用试剂应为色谱级，流动相应过滤与脱气。
3. 柱压升高，应及时检查色谱仪是否发生阻塞；柱压降低，应检查是否发生漏液。

六、讨论

抗生素类药物含量或效价测定方法有哪些？各有什么特点？

实验十七 高效液相色谱法测定
阿莫西林胶囊的含量

一、实验目的

1. 掌握胶囊剂含量测定的处理方法。
2. 了解 HPLC 的工作原理和方法。

二、实验原理

供试品经流动相溶解并定量稀释，进入高效液相色谱仪进行色谱分离，用紫外检测器，于波长 254nm 处检测阿莫西林的峰面积，计算其含量。

三、仪器与试药

1. 仪器　高效液相色谱仪。

2. 试药　阿莫西林对照品、阿莫西林胶囊、磷酸盐缓冲液（pH5.0）、甲醇（色谱纯）、乙酸乙酯、甲酸、磷酸二氢钾溶液、乙腈、纯水。

四、实验内容

1. 色谱条件　用十八烷基硅烷键合硅胶为填充剂；以磷酸盐缓冲液（pH5.0）（取磷酸二氢钾 13.6g，加水溶解后稀释到 2000ml，用 8mol/L 氢氧化钾溶液调节 pH 值至 5.0±0.1）－乙腈（比例由学生筛选）为流动相；检测波长为 254nm。

2. 对照品溶液制备　取阿莫西林对照品约 30mg，精密称定，置 50ml 量瓶中，加磷酸盐缓冲溶液（pH5.0）溶解并稀释至刻度，制成 0.6mg/ml 溶液。

3. 供试品溶液制备　取 20 粒胶囊，精密称定，倒出内容物，用小刷清理胶囊壳中的内容物，再精密称定 20 粒胶囊壳，求出平均每粒胶囊内容物重量，取出内容物 60mg，精密称定，用 100ml 磷酸盐溶解，超声 10min，过滤即得。

4. 线性与范围　对照品溶液各进样 2、4、6、8、10μl，以峰面积（y）对进样质量（x）绘制标准曲线，计算阿莫西林含量的线性和范围，以峰面积计算 RSD（%）。

5. 精密度试验　同一供试品连续进样 6 次（6μl）。

6. 测定　分别取对照品溶液和供试品溶液各进样 6μl，按外标一点法计算供试品中阿莫西林的含量。

$$A_{对}/A_{标} = C_{对}/C_{样}$$

五、注意事项

1. 使用高效液相色谱仪应严格遵守操作规程。
2. 高效液相色谱法所用试剂应为色谱级，流动相应过滤与脱气。
3. 柱压升高，应及时检查色谱仪是否发生阻塞；柱压降低，应检查是否发生漏液。

第五章 中药的含量测定

实验一 比色法测定槐花药材中总黄酮含量

一、实验目的

1. 掌握比色法测定总黄酮含量的原理及操作。
2. 掌握标准曲线法测定药物成分的方法。

二、实验原理

槐花药材为豆科植物槐 *Sophora japonica* L. 的干燥花及花蕾。夏季花开放或花蕾形成时采收，及时干燥，除去枝、梗及杂质。前者习称"槐花"，后者习称"槐米"。

槐花药材中主要的化学成分为黄酮类化合物，黄酮类化合物分子中有

结构，可与 Al^{3+}、Pb^{2+}、Mg^{2+} 等金属离子形成配位化合物，这些配位化合物有的产生荧光或颜色加深，可用紫外-可见分光光度计测定其含量。槐花药材的有效成分以芦丁含量最高，故含量测定以芦丁为指标成分。

本实验总黄酮含量测定以芦丁为对照品，芦丁为黄酮苷，能与 Al^{3+} 发生配位反应，生成红色配位化合物，在亚硝酸钠的碱性溶液中呈红色，在 500nm 波长处有最大吸收。据此显色反应测定总黄酮含量，必须控制显色反应的条件，包括溶剂、反应试剂用量、溶液 pH 值、反应时间等，以确保显色反应有良好的重现性与灵敏性。芦丁与 Al^{3+} 的反应式为：

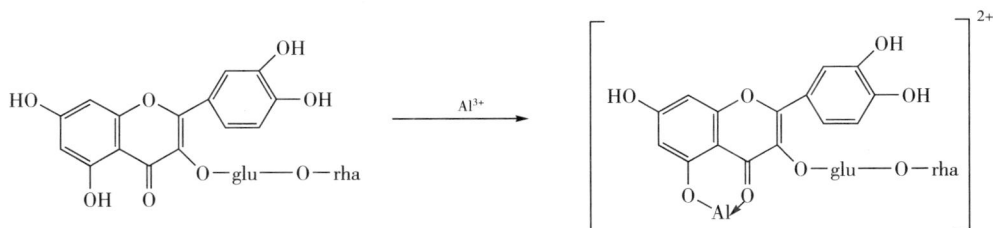

三、仪器与试药

1. 仪器 紫外-可见分光光度计、分析天平、量瓶（100、25ml）、移液管（1、5ml）、吸

量管（10ml）、索氏提取器。

2. 试药 甲醇、乙醇、乙醚、亚硝酸钠、硝酸铝、氢氧化钠。

芦丁对照品（中国食品药品检定研究院）、槐米。

四、实验内容

1. 对照品溶液制备 取芦丁对照品50mg，精密称定，置25ml量瓶中，加甲醇适量，置水浴上微热使溶解，放冷，加甲醇至刻度，摇匀。精密量取10ml，置100ml量瓶中，加水至刻度，摇匀，即得（每1ml溶液中含芦丁0.2mg）。

2. 标准曲线制备 精密量取对照品溶液1、2、3、4、5、6ml，分别置25ml量瓶中，各加水至6.0ml，加5%亚硝酸钠溶液1ml，混匀，放置6min，加10%硝酸铝溶液1ml，混匀，放置6min，加氢氧化钠试液10ml，再加水至刻度，摇匀，放置15min，以相应的试剂为空白，在500nm波长处测定吸光度，以吸光度为纵坐标，浓度为横坐标，绘制标准曲线。

3. 测定 取本品粗粉约1g，精密称定，置索氏提取器中，加乙醚适量，加热回流至提取液无色，放冷，弃去乙醚液。再加甲醇90ml，加热回流至提取液无色，转移至100ml量瓶中，用甲醇少量洗涤容器，洗液并入同一量瓶中，加甲醇至刻度，摇匀。精密量取10ml，置100ml量瓶中，加水至刻度，摇匀。精密量取3ml，置25ml量瓶中，照标准曲线制备项下方法，自"加水至6.0ml"起，依法测定吸光度，从标准曲线上读出供试品溶液中含芦丁的重量（μg），计算，即得。

本品按干燥品计算，含总黄酮以芦丁（$C_{27}H_{30}O_{16}$）计，槐花不得少于8.0%；槐米不得少于20.0%。

五、注意事项

1. 显色剂加入顺序应严格按照操作方法进行。
2. 本显色反应为配位反应，反应速度较慢，加入显色剂后应充分振摇，使起反应完全。
3. 比色法中显色反应及条件对形成稳定配位化合物有一定的影响，实验操作中需遵循平行试验原则。实验操作中标准曲线测定及样品溶液测定时，加入各种试剂的量、顺序、反应时间、温度均须与空白溶液一致。
4. 注意比色皿配对使用。

六、讨论

1. 槐花含量测定中，为何先用乙醚回流提取并弃去提取液？
2. 简述标准曲线法的优点。

实验二 高效液相色谱法测定牛黄解毒片中黄芩苷含量

一、实验目的

1. 掌握中药制剂中黄芩苷含量的测定方法。
2. 熟悉高效液相色谱法供试品溶液制备的一般方法。

二、实验原理

牛黄解毒片为《中国药典》所收载品种，由人工牛黄、雄黄、石膏、大黄、黄芩、桔梗、冰片、甘草等八味中药制成。黄芩苷为黄芩中的主要有效成分，可利用高效液相色谱法测定该制剂中黄芩苷的含量。

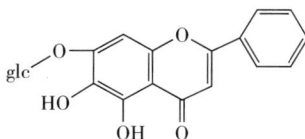

黄芩苷（$C_{21}H_{18}O_{11}$ 446.37）

三、仪器与试药

1. 仪器　高效液相色谱仪（紫外检测器）、分析天平、超声波提取器、具塞锥形瓶、量瓶、吸量管。

2. 试药　甲醇（色谱纯）、磷酸、乙醇、黄芩苷对照品、牛黄解毒片。

四、实验内容

1. 色谱条件与系统适用性试验　以十八烷基硅烷键合硅胶为填充剂；以甲醇－水－磷酸（45:55:0.2）为流动相；检测波长为315nm。理论板数按黄芩苷峰计算应不低于3000。

2. 对照品溶液制备　取黄芩苷对照品适量，精密称定，加甲醇制成每1ml含30μg的溶液，即得。

3. 供试品溶液制备　取本品20片（包衣片除去包衣），精密称定，研细，取0.6g，精密称定，置锥形瓶中，加入70%乙醇30ml，超声处理（功率250W，频率33kHz）20min，放冷，滤过，滤液置100ml量瓶中，用少量70%乙醇分次洗涤容器及残渣，洗液滤入同一量瓶中，加70%乙醇至刻度，摇匀；精密量取2ml，置10ml量瓶中，加70%乙醇至刻度，摇匀，即得。

4. 测定　分别精密吸取对照品溶液5μl与供试品溶液10μl，注入液相色谱仪，测定，即得。

《中国药典》规定本品每片含黄芩以黄芩苷（$C_{21}H_{18}O_{11}$）计，小片不得少于3.0mg；大片不得少于4.5mg。

五、注意事项

1. C_{18}色谱柱有适用pH值范围，使用时不能超出最佳范围。

2. 中药制剂中杂质较多，为保护色谱柱，一般应在分析柱前串联上预柱（保护柱）。

六、讨论

1. 高效液相色谱法常用的定量方法有哪几种？

2. 高效液相色谱法选择流动相时应考虑哪些因素？

实验三 高效液相色谱法测定三黄片中大黄素和大黄酚含量

一、实验目的

1. 掌握中药制剂中蒽醌类成分含量的测定方法。
2. 掌握高效液相色谱仪的原理及使用方法。

二、实验原理

三黄片由大黄、盐酸小檗碱和黄芩浸膏制成，大黄为君药。大黄中蒽醌类成分具有清热解毒、泻火通便的功效。该成分有游离态与结合态之区别，结合态极性大、分子量高，分析测定难度较大，一般测定时先将结合态蒽醌水解成为游离态后，再进行分析测定。大黄素和大黄酚为大黄游离蒽醌中的主要有效成分，《中国药典》中采用高效液相色谱法测定三黄片中的大黄素和大黄酚含量。

三、仪器与试药

1. 仪器 高效液相色谱仪、分析天平、超声波清洗器、回流装置、量瓶、具塞锥形瓶、移液管、吸量管、分液漏斗、蒸发皿。

2. 试药 甲醇（色谱纯）、无水乙醇、乙醇、磷酸、盐酸、乙酸乙酯、三氯甲烷、大黄素对照品、大黄酚对照品、三黄片。

四、实验内容

1. 色谱条件与系统适用性试验 以十八烷基硅烷键合硅胶为填充剂；以甲醇-0.1%磷酸溶液（85:15）为流动相；检测波长为254nm。理论板数按大黄素峰计算应不低于2000。

2. 对照品溶液制备 取大黄素对照品和大黄酚对照品适量，精密称定，加无水乙醇-乙酸乙酯（2:1）的混合溶液制成每1ml含大黄素10μg、大黄酚25μg的混合溶液，即得。

3. 供试品溶液制备 取本品20片，除去包衣，精密称定，研细（过三号筛），取约0.26g，精密称定，置锥形瓶中，精密加入乙醇25ml，称定重量，加热回流1h，放冷，用乙醇补足减失的重量，摇匀，滤过，精密量取续滤液10ml，置烧瓶中，蒸干，加30%乙醇-盐酸（10:1）的混合溶液15ml，置水浴中加热回流1h，立即冷却，用三氯甲烷强力振摇提取4次，每次15ml，合并三氯甲烷液，蒸干，残渣用无水乙醇-乙酸乙酯（2:1）的混合溶液溶解，转移至25ml量瓶中，并稀释至刻度，摇匀，滤过，取续滤液，即得。

4. 测定 分别精密吸取对照品溶液与供试品溶液各10μl，注入液相色谱仪，测定，即得。

《中国药典》规定本品每片含大黄以大黄素（$C_{15}H_{10}O_5$）和大黄酚（$C_{15}H_{10}O_4$）的总量计，小片不得少于1.55mg；大片不得少于3.1mg。

五、注意事项

供试品溶液制备过程中，用三氯甲烷萃取时，振摇幅度不宜过大，防止出现乳化。

六、讨论

1. 采用高效液相色谱法分析时，如何使色谱峰宽度变窄？
2. 外标一点法的优、缺点有哪些？

实验四　气相色谱法测定十滴水中
樟脑和桉油精含量

一、实验目的

1. 掌握气相色谱法测定中药制剂中挥发性成分含量的方法与原理。
2. 熟悉气相色谱仪进行含量测定的操作方法。

二、实验原理

十滴水由樟脑、干姜、大黄、肉桂、桉油等七味中药制成。樟脑和桉油精等成分具有挥发性，因此本实验采用 GC 法对十滴水中樟脑和桉油精含量进行测定，并用内标法计算含量。

三、仪器与试药

1. 仪器　气相色谱仪、分析天平、微量进样器、量瓶、吸量管。
2. 试药　乙醇、环己酮对照品、樟脑对照品、桉油精对照品、十滴水。

四、实验内容

1. 色谱条件与系统适用性试验　改性聚乙二醇 20000（PEG－20M）毛细管柱（柱长为 30m，内径为 0.53mm，膜厚度为 1μm）；柱温为程序升温，初始温度为 65℃，以每分钟 6℃的速率升温至 155℃。理论板数按樟脑峰计算应不低于 12000。

2. 校正因子测定　内标溶液配制　取环己酮适量，精密称定，加 70% 乙醇制成每 1ml 含 10mg 的溶液，作为内标溶液。

校正因子测定　取樟脑对照品 20mg、桉油精对照品 10mg，精密称定，置同一 10ml 量瓶中，精密加入内标溶液 1ml，加 70% 乙醇至刻度，摇匀。吸取 1μl，注入气相色谱仪，计算校正因子。一般测定 5 次，取平均值作为结果。

校正因子计算　采用对照溶液测定结果进行计算。按下式计算校正因子。

$$f = \frac{A_S / C_S}{A_R / C_R}$$

式中，A_S 为内标物环己酮峰面积；A_R 为对照品樟脑或桉油精峰面积；C_S 为内标物环己酮的浓度；C_R 为对照品樟脑或桉油精的浓度。取 5 次平均值作为校正因子计算结果。

3. 测定　精密量取本品 1ml，置 10ml 量瓶中，精密加入内标溶液 1ml，加 70% 乙醇至刻度，摇匀。吸取 1~2μl，注入气相色谱仪，测定，即得。

供试品溶液中樟脑或桉油精的浓度根据样品溶液测定结果进行计算。按下式计算含量。

$$C_x = f \times \frac{A_x}{A_S' / C_S'}$$

式中，A_x 为供试品溶液中樟脑或桉油精峰面积；C_x 为供试品溶液中樟脑或桉油精的浓度；f 为校正因子；A'_S 和 C'_S 分别为供试品溶液中内标物环己酮的峰面积和浓度。取 5 次平均值作为测定结果。

《中国药典》规定本品每 1ml 含樟脑（$C_{10}H_{16}O$）应为 20.0~30.0mg，含桉油以桉油精（$C_{10}H_{18}O$）计，不得少于 6.3mg。

五、注意事项

1. 实验前，必须对气相色谱仪气路系统进行检漏。
2. 开机前，先通气，实验结束，先关机后关气。

六、讨论

1. 气相色谱仪常用的检测器有几种，各有什么特点？
2. 含哪些成分的中药制剂可以用 GC 法测定含量？

第六章　生物制品药物分析

实验一　血红蛋白的醋酸纤维薄膜电泳

一、实验目的

1. 掌握醋酸纤维薄膜电泳的操作。
2. 了解血红蛋白的组成。

二、实验原理

电泳是指带电粒子在电场的作用下，向着与其电性相反的电极移动的现象。

电泳技术指利用电泳现象对混合物进行分离分析的技术，常用于分离蛋白质、脂、核苷酸等。影响泳动速率的因素有样品本身、电场强度、缓冲液、支持介质和温度等。

蛋白质离子在电场的作用下，可向着与其电性相反的电极移动。由于各种蛋白质等电点（pI）不同，在同一 pH 环境中所带电荷量不同，同时分子大小形状各有差异，所以在同一电场中泳动速度不同。一般来说，所带的电荷多而颗粒小者，泳动速度快，反之则慢。

血红蛋白（hemoglobin；haemoglobin；HB；HGB）由珠蛋白和血红素组成。珠蛋白以一级结构的四种不同的亚基 α、β、δ、γ 组合成不同的 HB，即 HbA、HbA$_2$、HbF。以醋酸纤维薄膜为支持物，在 pH8.6 的 TEB 缓冲液中，HB 的 pI 均小于 8.6，带负电荷，电泳时向正极移动，由于三种 HB 的 pI 及迁移率不同而被分离。

三、仪器与试药

1. 仪器　电泳仪、离心机、采血针、移液枪、载玻片、醋酸纤维薄膜、培养皿。

2. 试药　0.9% 的 NaCl 溶液、CCl$_4$、TEB 缓冲液（pH8.6）、丽春红染色液、3% 冰醋酸漂洗液、75% 乙醇、碘酒。

四、实验内容

（一）取血

用 75% 乙醇棉球消毒手指尖，采血针穿刺，移液枪取血约 30μl（2~3 滴）放入 1.5ml EP 管中，并轻轻摇匀。

（二）制备 HB 液

1. 洗涤红细胞　移液枪加 0.9% NaCl 1ml 于上述 EP 管中，混匀 5~6 次，3500r/min，离心 3min，弃上清液。重复以上操作一次。

2. 溶血 向红细胞沉淀中加入蒸馏水 1 滴，摇匀，再加入 CCl₄ 1 滴，充分摇匀，3500r/min，离心 3min，取出 EP 管，将上清液移入另一 EP 管中，即得 HB 液。

（三）电泳

1. 膜条准备 将醋酸纤维薄膜置于 TEB 缓冲液中浸透。

2. 点样 把膜条从 TEB 缓冲液中取出，夹在粗滤纸内吸干多余的液体，在膜条边缘做记号，然后平铺在载玻片上（毛面朝上），用载玻片沾取适量 HB 液，按印于点样线上。

3. 电泳 在电泳槽内加入 TEB 缓冲液，将膜条平悬于电泳槽支架的滤纸桥上。膜条上点样的一端靠近负极，点样面（毛面）向下，光滑面向上。盖严电泳室，通电。平衡 10min，调节电压为 150V，电泳时间约为 25min。

4. 染色 电泳完毕后将膜条取下并放在染色液中浸泡 10min。

5. 漂洗 将膜条从染色液中取出后移至漂洗液中反复漂洗至无蛋白区底色脱净，可得色带清晰的电泳图谱。

五、注意事项

观察膜条上 HB 条带的位置、条带粗细及颜色深浅等，异常区带可简单地进行疾病判断。

六、讨论

1. HB 的组分有哪些？在 pH8.6 TEB 缓冲液中，各组分的迁移顺序是怎样的？
2. 电泳分离后，能否进行定量分析？有哪些手段可以定量？

实验二　血清蛋白质的含量测定

一、实验目的

1. 掌握双缩脲法测定蛋白质含量的原理和方法。
2. 了解蛋白质其他测定方法的原理。

二、实验原理

在碱性溶液中，双缩脲（$H_2N-CO-NH-CO-NH_2$）与二价铜离子作用形成紫红色的络合物，称为双缩脲反应。凡分子中含两个或两个以上酰胺基（$-CO-NH_2$），或与此相似的基团 [如 $-CH_2-NH_2$，$-CS-NH_2$，$-C(NH)NH_2$] 的任何化合物，无论这类基团直接相连还是通过一个碳或氮原子间接相连，均可发生上述反应。

蛋白质分子含有的两个以上的肽键（$-CO-NH-$），可发生双缩脲反应，且呈色强度在一定浓度范围内与肽键数量（即与蛋白质含量）成正比。因此以蛋白质对照品溶液作标准曲线，采用比色法可测定蛋白质的含量。

此法的优点是较快速、不同的蛋白质产生颜色的深浅相近以及干扰物质少；主要的缺点是灵敏度差。因此双缩脲法常用于快速但并不需要十分精确的蛋白质测定。

三、仪器与试药

1. 仪器 紫外分光光度计、涡旋混合器、具塞试管、移液枪。

2. 试药 硫酸铜、酒石酸钾钠、碘化钾、牛血清白蛋白或蛋白质含量测定国家标准物、纯水、待测血清样品。

四、实验内容

1. 溶液制备

双缩脲试液 取硫酸铜 1.5g、酒石酸钾钠 6.0g 和碘化钾 5.0g，加水 500ml 溶解，边搅拌边加入 10% 氢氧化钠溶液 300ml，然后加水至 1000ml，混匀，即得。

标准蛋白质溶液 取牛血清白蛋白（BSA）或蛋白质含量测定国家标准物，加水溶解并制成 10g/L 的溶液。

2. 标准曲线制定
精密量取标准蛋白质溶液 0、0.2、0.4、0.6、0.8、1.0ml，分别置具塞试管中，各加水至 1.0ml，再分别加入双缩脲试液 4.0ml，立即混匀，室温放置 30min，照紫外–可见分光光度法，在 540nm 处，用空白管调零，读取各管吸光度值。测得吸光度后，以吸光度为纵坐标，蛋白质浓度为横坐标绘制标准曲线。

3. 测定
精密量取待测血清样品 1.0ml，同法测定，在标准曲线上求得蛋白质浓度。

五、注意事项

1. 双缩脲试剂中，加入酒石酸钾钠，Cu^{2+} 形成稳定的络合铜离子，以防止 $CuSO_4 \cdot 5H_2O$ 不稳定形成 $Cu(OH)_2$ 沉淀。酒石酸钾钠与 $CuSO_4 \cdot 5H_2O$ 之比不低于 3:1，加入 KI 作为抗氧化试剂。

2. 双缩脲试剂要封闭贮存，防止吸收空气中的二氧化碳。

3. 本法对各种蛋白质的显色程度基本相同，重复性好，几乎不受温度影响，唯一缺点是灵敏度较低。

4. 黄疸血清、严重溶血对本法有明显干扰。

六、讨论

1. 双缩脲法测定蛋白质的原理是什么？还有其他什么方法用于测定蛋白质的含量？

2. 血清蛋白质升高/降低的临床意义是什么？

实验三　血清脂蛋白的琼脂糖凝胶电泳分析

一、实验目的

1. 掌握琼脂糖凝胶电泳的操作。

2. 了解血清脂蛋白的组成。

二、实验原理

琼脂糖凝胶由于具有以下优点，成为电泳最常用的支持介质。

1. 因不含硫酸根和羧基，几乎消除了琼脂的电渗。

2. 对蛋白质吸附极微，故无拖尾现象。

3. 凝胶结构均匀，孔径较大，可用来分离酶的复合物、核酸、病毒等大分子物质。

4. 透明度较好，可直接或干燥成薄膜后进行染色。

5. 不吸收紫外光，可直接利用紫外光吸收法作定量测定。

6. 有热可逆性。

血清中的脂类物质（胆固醇、磷脂）以不同的比例与载脂蛋白结合成脂蛋白。在 pH 值较高的缓冲液中（如 pH8.6），脂蛋白带负电荷，在电场中向正极泳动。各种脂蛋白因其所带的负电荷量及颗粒大小、形状等不同，在电场中的泳动速度也不一样，故可将其分离，用不同方法显色便可进行定性、定量分析。

用琼脂糖凝胶作支持物进行电泳，先将血清用脂类染料（苏丹黑 B 或油红 O）预染，使脂蛋白着色，经电泳后可将血清脂蛋白分成三条清晰的区带，可用光密度计扫描定量，亦可将各脂蛋白区带切下，进行比色定量。

三、仪器与试药

1. 仪器　电泳仪、离心机、载玻片、水浴锅、微量加样器。

2. 试药　巴比妥缓冲液（pH8.6）、0.45%琼脂糖凝胶、苏丹黑 B 染色液、兔血清、40%蔗糖溶液。

四、实验内容

1. 预染血清　取 Eppendof 管 1 支，加入血清 0.2ml 及苏丹黑 B 染色液 0.02ml，混匀后置于 37℃ 水浴中预染 30min，2000r/min 离心 5min，取上清液备用。

2. 制备琼脂糖凝胶板　将 0.45%的琼脂糖凝胶水浴煮沸溶解后，倒入电泳槽中，凝固后即可使用。

3. 点样　将加样梳轻轻拔出，用加样器吸取蔗糖溶液 5μl 点于载玻片上，再用加样器吸取预染血清约 15μl 与蔗糖溶液混合后，注入上述凹槽内。

4. 电泳　将点样的凝胶板平行放于电泳槽中，点样端置于负极。用浸泡了电极缓冲液的纱布搭桥，使凝胶板两端与电泳槽缓冲液相连。平衡 3～5min。接通电源，调电压 100V，约 45min，观察到分开的电泳条带后关闭电源，取出凝胶板观察结果。

五、注意事项

肉眼观察各区带的颜色深浅宽窄及其排列顺序，绘图纪录之。

正常人血清脂蛋白可出现 3 条区带，从正极到负极依次为 α-脂蛋白、前 β-脂蛋白和 β-脂蛋白，原点处应无乳糜微粒。

六、讨论

1. 在 pH8.6 缓冲液中，正常人的血清脂蛋白从正到负，各组分顺序是怎样的？

2. 电泳分离后，能否进行定量分析？有哪些手段可以定量？

实验四　酶联免疫吸附测定 BSA 抗体效价

一、实验目的

1. 学习酶联免疫吸附测定的基本原理。

2. 掌握酶联免疫吸附测定技术、抗体的效价测定及酶联免疫测定仪的使用。

二、实验原理

酶联免疫吸附测定（enzyme-linked immunosorbent assay，ELISA）是在免疫酶技术（immunoenzymatic techniques）的基础上发展起来的一种新型的免疫测定技术。ELISA 可用于测定抗体，也可用于检测抗原。其基本原理是采用抗原与抗体的特异反应将待测物与酶连接，然后通过酶与底物产生颜色反应，用于定量测定。测定的对象可以是抗体也可以是抗原。

ELISA 过程　抗原吸附在固体载体上，这个过程称为包被，加待测抗体，再加相应酶标记抗体，生成抗原-待测抗体-酶标记抗体的复合物，再与该酶的底物反应生成有色产物。借助分光光度计测定吸收度计算抗体的量。ELISA 过程需要 3 种必要的试剂：①固相的抗原或抗体（免疫吸附剂）；②酶标记的抗原或抗体（标记物）；③酶作用的底物（显色剂）。

根据检测目的和操作步骤不同，ELISA 有 4 种类型的常用方法：直接法、间接法、双抗体夹心和竞争法。本实验采用竞争法测定 BSA 抗体效价。

三、仪器与试药

1. 仪器　酶联免疫测定仪、微量移液器、恒温箱。

2. 试药

（1）辣根过氧化物酶羊抗兔 IgG，工作稀释度 1:1000。

（2）包被液：0.05mol/L pH9.6 碳酸盐缓冲液，4℃ 保存。Na_2CO_3 0.15g，$NaHCO_3$ 0.293g，蒸馏水稀释至 100ml。

（3）稀释液：0.01mol/L pH7.4 PBS – Tween – 20，4℃ 保存。NaCl 8g，KH_2PO_4 0.2g，$Na_2HPO_4 \cdot 12H_2O$ 2.9g，Tween–20 0.5ml，蒸馏水加至 1000ml。

（4）洗涤液：同稀释液。

（5）封闭液：0.5% 鸡卵清蛋白，pH7.4 PBS。

（6）邻苯二胺溶液（底物）：临用前配制，0.1mol/L 柠檬酸（2.1g/100ml），6.1ml 0.2mol/L $Na_2HPO_4 \cdot 12H_2O$（7.163g/100ml）6.4ml，蒸馏水 12.5ml，邻苯二胺 10mg，溶解后，临用前加 30% H_2O_2 40μl。

（7）终止液：2mol/L H_2SO_4。

四、实验内容

1. 包被特异性抗原　固体抗原（如蛋白质）用包被液稀释至 100μg/ml，每凹孔加 100μl，加盖置 4℃ 过夜（37℃ 2h）。次日倾去凹孔内液体，用滴管取洗涤液在每孔中加满稀释液/洗涤液洗涤 3 次，首次洗涤静置 2min 后倾去，后两次静置 1min。将反应板扣放在滤纸上，以除净液体。

2. 封闭　每孔中加满封闭液（约 300μl），加盖或用封口膜封板，置 37℃ 恒温箱 60min，倾去孔内液体，按上法洗涤 3 次。

3. 加待测血清（内含抗体）、阴性血清（无抗体）及稀释液（PBS/Tween）　待测血清按倍比法用稀释液稀释（1:100、1:200 等），阴性血清也稀释成 1:100，取不同稀释度的待测血清、阴性血清及稀释液（PBS/Tween）各 100μl 加至相应的凹孔中，加盖或封板，置 37℃ 恒温箱 1h，使抗体与固相抗原进行特异性结合，反复洗涤 3 次。

4. 加酶标抗体　加入 HRP－抗体（本实验中已经根据说明书稀释 1000 倍），每孔加 100μl，封板后置 37℃温育 1h，按上法至少洗涤 5 次，最后用蒸馏水洗涤 2 次，扣在滤纸上吸干水分。

5. 显色　首先按每 10ml 邻苯二胺溶液加入 0.15ml H_2O_2 处理。每孔加入邻苯二胺溶液 100μl，反应板置室温暗处 5～30min。当显示明显黄色时应及时终止反应。

6. 终止反应　每孔加入 100μl 2mol/L H_2SO_4。由黄色变为橙色。稳定 3～5min 即可比色测定。

7. 检测　用酶联免疫测定仪，以 PBS/Tween 孔为对照，检测波长为 490nm 时，测定各孔光吸收（A）。

（1）计算阳性血清与阴性血清 A 值之比（positive/negative，P/N），当 P/N≥2.1 时为阳性，1.5≤P/N<2.1 为可疑，P/N<1.5 为阴性。用目测法则以较阴性对照深色的最高稀释度作为抗体效价。

（2）用"＋""－"表示，超过规定吸收值（0.2～0.4）的标本均属阳性。

五、注意事项

1. ELISA 实验前，待测血清尽量做到 37℃灭活 30min。

2. 在 ELISA 整个过程中，洗涤是不可缺少的重要步骤，目的是防止重叠引起的非特异性吸附。洗涤时尽可能除去未结合的抗原及杂质。

3. 为使显色反应便于比较，显色后置室温暗处的时间应一致，终止反应 3～5min 后应立即比色。必要时可设阳性对照，以固定显色及终止时间。

4. 待测抗体或抗原与酶标抗体应具有相同的免疫特异性，否则无法结合。

六、讨论

1. 在 ELISA 过程中，为什么要反复洗涤？
2. 比较 ELISA 各方法的异同点。

第七章　体内药物分析

实验一　LC-MS/MS 同时检测人尿中巴比妥、苯巴比妥、异戊巴比妥、司可巴比妥

一、实验目的

1. 掌握 LC-MS/MS 测定的原理和方法。
2. 了解 LC-MS/MS 法在体内药物分析中的应用。

二、实验原理

液相色谱-质谱法（Liquid Chromatography/Mass Spectrometry，LC-MS）将应用范围极广的分离方法液相色谱法与灵敏、专属、能提供分子量和结构信息的质谱法结合起来，必然成为一种重要的现代分离分析技术。但是，LC 是液相分离技术，而 MS 是在真空条件下工作的方法，因而难以相互匹配。LC-MS 经过了约 30 年的发展，直至采用了大气压离子化技术（Atmospheric pressure ionization，API）之后，才发展成为可常规应用的重要分离分析方法。现在，在生物、医药、化工、农业和环境等各个领域中均得到了广泛的应用，在组合化学、蛋白质组学和代谢组学的研究工作中，LC-MS 已经成为最重要研究方法之一。本实验选择了 LC-MS/MS 的多反应监测（MRM）模式，利用了串联四极杆质谱定性及较灵敏的定量能力，有效提高了检测尿液中巴比妥类药物的灵敏度。

三、仪器与试药

1. 仪器　分析天平、量瓶、研钵、称量瓶、移液管、液相色谱-质谱联用仪。

2. 试药　巴比妥对照品、苯巴比妥对照品、异戊巴比妥对照品、司可巴比妥对照品、乙腈。

四、实验内容

1. 标准溶液制备　于 4 个 10ml 量瓶中分别准确称量 1ml 4 种巴比妥类药物的对照品，经乙腈-水（1:1，以下简称乙腈水）定容，混匀，得到 4 种药物 1g/L 的贮备液并于 4℃冰箱保存。取 4 种贮备液经稀释得到 0.1g/L 的标准工作溶液。分别移取 100μl 的 4 种 0.1g/L 的标准工作溶液于一 10ml 的量瓶中，并用乙腈水定容得到 1mg/L 混标工作液。再利用乙腈水稀释得到混标系列，浓度分别为：0.005、0.01、0.02、0.05、0.1、0.2mg/L。

尿液加标标准曲线　实验中选择身体健康无相关药物服用史的人的尿液作为空白，以此

配制尿液加标标准溶液，加标浓度为 0.01、0.02、0.05、0.1、0.2mg/L。经样品前处理和测定后，得到巴比妥类药物加标尿液的标准曲线。

2. 样品前处理　将尿液标准系列或尿液样品准确移取 1ml 于 10ml 具塞试管 A，加入 2ml 乙醚/环己烷（体积比为 1:1）充分震荡萃取 1min，移取上清液于另一试管 B。向 A 试管中再加入 2ml 乙醚/环己烷（体积比为 1:1），操作同上，合并两次上清液。将上清液在 40℃氮气下缓慢吹至近干，用 2ml 乙腈水充分震荡复溶，转移至进样瓶中，待分析。

3. 液相-质谱条件　色谱柱为 Waters Atlantis C18（2.1mm×150mm，3.5μm）；流动相为乙腈和纯水；流速 0.25ml/min。采用梯度洗脱的方式，梯度为：0~2min，10% 乙腈、90% 水；2~3min，从 10% 乙腈、90% 水变化至 100% 乙腈；3~9min，100% 乙腈；9~15min，10% 乙腈、90% 水。柱温 30℃；进样量 20μl。

采用电喷雾电离方式（ESI⁻），离子喷射电压（IS）为 −4500kV；雾化气温度为 550℃；GS 150psi；GS2 50psi；碰撞气 CAD Medium；气帘气 CUR 25psi。

五、注意事项

1. 选定 ESI⁻ 的准分子离子峰的子离子作为定量离子，另一子离子作为定性离子。
2. 采用乙腈、水作为流动相，梯度洗脱的液相条件，可以获得较好的峰型和灵敏度。
3. 本实验法适用于定性。需准确定量，可选择适当的内标，以消除质谱 ESI⁻ 离子源受基质效应所带来的定量误差，使检测结果更加准确、可靠。

六、讨论

1. 简述生物样品的处理有哪些方法?
2. 结合 LC 等其他色谱分析技术及实验操作，讨论 LC-MS 的优势和应用有哪些?

实验二　血浆中阿司匹林的高效
液相色谱法测定

一、实验目的

掌握高效液相色谱法测定血浆中阿司匹林含量的原理和操作。

二、实验原理

色谱条件　用十八烷基硅烷键合硅胶为填充剂；以 1% 磷酸-乙腈（70:30）为流动相；流速为 1.0ml/min；检测波长为 237nm；内标物质为邻甲基苯甲酸。

系统适用性试验　理论板数按阿司匹林峰计算应不低于 3000，阿司匹林与邻甲基苯甲酸的分离度应符合要求。空白样品色谱中，阿司匹林与邻甲基苯甲酸位置应没有干扰。

三、仪器与试药

1. 仪器　电子天平、量筒（10、25ml）、量瓶、烧杯、牛角匙、滤纸、滤膜、玻璃棒、高效液相色谱仪、离心机、冰箱、冰水浴。

2. 试药　乙腈（色谱纯）、盐酸、阿司匹林对照品、氯化钠、邻甲基苯甲酸、健康志愿受试者的静脉血液。

四、实验内容

1. 阿司匹林对照品溶液（100μg/ml）制备 取阿司匹林对照品约 10mg，精密称定，置 100ml 量瓶中，以乙腈溶解，并稀释至刻度，摇匀，在 4℃保存备用。

2. 邻甲基苯甲酸内标溶液（50μg/ml）制备 取邻甲基苯甲酸（内标物质）约 5mg，精密称定，置 100ml 量瓶中，以乙腈溶解，并稀释至刻度，摇匀，在 4℃保存备用。

3. 阿司匹林血浆样品供试液的制备 收集健康志愿受试者的静脉血液，置肝素化的试管中，立即离心分取血浆，于-20℃以下低温保存待用。

取冷冻的血浆样品在冰水浴中解冻，精密吸取 0.5ml 置 1.5ml 的离心管中，精密加入邻甲基苯甲酸内标溶液 10μl，加 0.5mol/L 盐酸 0.1ml 和乙腈 0.5ml，涡旋 1min，4℃放置 15min 后，12000r/min 离心 10min，分取上清液 0.5ml，加氯化钠 0.1g，涡旋 5s，4℃静置 10min 后，12000r/min 离心 10min，分取上清液作为供试液。

4. 标准曲线的制备 精密吸取市售空白血浆 0.5ml，分别置 1.5ml 的离心管中，精密加入阿司匹林对照品溶液适量，制成阿司匹林的浓度分别为 0、0.2、0.4、0.8、2.0、4.0、8.0、20.0μg/ml。然后照"阿司匹林血浆样品供试液的制备"项下方法，自"精密加入邻甲基苯甲酸内标溶液 10μl"起，同法处理，并照"阿司匹林血药浓度测定"项下的条件测定。将阿司匹林与内标邻甲基苯甲酸的峰面积比值，对血浆中阿司匹林的浓度进行线性回归，即得。

5. 回收率和精密度试验 精密吸取市售空白血浆 0.5ml，分别置 1.5ml 的离心管中，精密加入阿司匹林对照品溶液适量，使阿司匹林的浓度分别为 0.2、2.0、20.0μg/ml 的低、中、高浓度的血浆样品各 5 份。然后照"阿司匹林血浆样品供试液的制备"项下方法，自"加 0.5mol/L 盐酸 0.1ml"起，至"分取上清液 0.5ml"止，同法处理；再分别精密加入邻甲基苯甲酸内标溶液 10μl，加氯化钠 0.1g，涡旋 5s，4℃静置 10min 后，12000r/min 离心 10min，分取上清液作为低、中、高浓度的供试液。

另取水 0.5ml，分别置 1.5ml 的离心管中，精密加入阿司匹林对照品溶液适量，制成阿司匹林的浓度分别为 0.2、2.0、20.0μg/ml 的低、中、高浓度的血浆样品各 2 份。分别照上述步骤同样操作，分别取上清液作为低、中、高浓度的对照液。

取上述供试液和对照液，照"阿司匹林血药浓度测定"项下的条件分别测定，按内标法，依不同浓度水平，分别以峰面积比进行计算，即得阿司匹林血浆样品的回收率和精密度，应符合规定。

6. 阿司匹林血药浓度测定 取阿司匹林血浆样品供试液 20μl，注入液相色谱仪，记录色谱图，按内标法，以标准曲线进行计算，即得。

五、注意事项

注意血浆样品的前处理方法，血浆样品解冻后取样 0.5ml 置离心管中，精密加入邻甲基苯甲酸内标溶液后，再加盐酸和乙腈。

六、讨论

1. 本实验采用什么方法去除血浆蛋白？该方法有什么特点？
2. 阿司匹林血浆样品处理过程中，为什么要加盐酸？
3. 实验中添加内标物邻甲基苯甲酸的目的是什么？
4. 回收率试验的目的和意义是什么？

实验三　LC-MS/MS 测定血浆中的
盐酸伪麻黄碱含量

一、实验目的

1. 掌握 LC-MS/MS 测定的原理和方法。
2. 了解 LC-MS/MS 法在体内药物分析中的应用。

二、实验原理

液质联用（LC-MS）又叫液相色谱-质谱联用技术，液相色谱作为分离系统，质谱为检测系统。样品在质谱部分和流动相分离，被离子化后，经质谱的质量分析器将离子碎片按质量数分开，经检测器得到质谱图。液质联用体现了液相色谱和质谱优势的互补，将液相色谱对复杂样品的高分离能力，与 MS 具有高选择性、高灵敏度及能够提供相对分子质量与结构信息的优点结合起来，实现对复杂混合物更准确的定量和定性分析，而且简化了样品的前处理过程，使样品分析更简便。LC-MS 适用于不挥发性化合物、极性化合物、热不稳定化合物、大分子量化合物（包括蛋白、多肽、多聚物等）的分析测定。在药物分析、食品分析和环境分析等许多领域得到了广泛的应用。

本实验选择了 LC-MS/MS 的多反应监测（MRM）模式，采用内标法准确测定血液中盐酸伪麻黄碱。

盐酸伪麻黄碱为麻黄碱的异构体，能直接作用于呼吸道黏膜上的 α 受体，减轻过敏性鼻炎引起的鼻充血，对全身血管和血压的影响较弱，其不良反应明显小于麻黄素。伪麻黄碱的检测常用 HPLC、GC、毛细管电泳等法，灵敏度偏低、内源性杂质干扰较大，采用 LC-MS/MS 法测定能进一步提高检测的选择性和灵敏度。

三、仪器与试药

1. 仪器　API-3000 LC-MS/MS 系统（美国应用生物系统公司）。

2. 试药　盐酸伪麻黄碱对照品、磷酸可待因对照品、氢氧化钠、正己烷、二氯甲烷、氨水、异丙醇、甲醇（色谱纯）、10mmol/L 醋酸铵、冰醋酸。

四、实验内容

1. 溶液制备　精密称取 10.15mg 盐酸伪麻黄碱对照品、10.06mg 磷酸可待因对照品，分别置 100ml 量瓶中，用甲醇定容，得 101.3、100.6μg/ml 的盐酸伪麻黄碱贮备液和内标贮备液，置 0~4℃ 冰箱中备用。

2. 血浆样品的处理　取 0.5ml 血浆样品置具塞试管中，加入内标溶液及 2mol/ml 氢氧化钠各 50μl，涡旋混匀 30s，加入 5ml 正己烷-二氯甲烷-异丙醇（100:50:5）提取液，振摇 10min，3.5×10^3 r/min 离心 10min，吸取上层有机相，加 100μl 10% 冰醋酸，涡旋 3min，3.5×10^3 r/min 离心 10min，弃上层有机层，加 50μl 氨水，涡旋 30s，3.5×10^3 r/min 离心 10min，取上层水层进样 40μl，记录色谱图。

3. 标准曲线的制备　取上述盐酸伪麻黄碱贮备液，精密吸取不同系列体积的盐酸伪麻黄碱对照品溶液，用甲醇定容至 10ml 量瓶中，配成 0.05～10.00μg/ml 系列浓度的盐酸伪麻黄碱对照品溶液，取空白血浆 0.5ml，依次加入 0.051、0.101、0.203、0.506、1.013、2.026、5.065、10.13μg/ml 的盐酸伪麻黄碱标准系列甲醇溶液各 50μl，配制相当于 5.1、10.1、20.3、50.6、101.3、202.6、506.5、1013ng/ml 的标准含药血浆，加入内标溶液（100.6μg/ml 磷酸可待因甲醇溶液）50μl，按 4 项下方法操作，吸取上清液进样，记录色谱图，以伪麻黄碱峰面积和内标峰面积的比值对血药浓度作线性回归，回归方程为 $Y = 6.8 \times 10^{-3} X + 9.5 \times 10^{-3}$（$r$ = 0.9986），伪麻黄碱浓度的线性范围为（5.1～1.013）$\times 10^3$ ng/ml，最低检测限为 1.0ng/ml（S/N = 10）。

4. 色谱条件　色谱柱为 Diamonsil TM C$_{18}$柱（150mm×4.6mm，5μm），流动相为 10mmol/L 醋酸铵（冰醋酸调 pH 值至 4）-甲醇（20:80），流速 0.5ml/min，不分流进样，柱温 35℃。盐酸伪麻黄碱及内标优化后的质谱条件为：多反应离子检测（MRM）方式，离子极性为正离子，气动辅助电喷雾离子化，雾化气流速 10L/min，气帘气流速 11L/min，去簇电压分别为伪麻黄碱 10V、内标 58V；入口电压分别为伪麻黄碱 4V、内标 10V；碰撞能量分别为伪麻黄碱 17V、内标 45V。离子选择通道分别为伪麻黄碱 m/z 166→148，内标 m/z 300→191。

五、注意事项

注意血浆样品的处理方法，采用的是溶液提取，在吸取上层溶液时，不能带入下层溶液；弃去的有机层要倒入废液回收瓶内，不能倒入水池中。

六、讨论

1. 简述生物样品的前处理有哪些方法，特点如何？
2. 结合 HPLC 等其他色谱分析技术及实验，讨论 LC-MS 的优势和应用有哪些？
3. 简述 LC-MS 仪器基本原理及组成。
4. 如何优化色谱参数？

实验四　高效液相色谱法测定人血浆中的地西泮含量

一、实验目的

1. 掌握血浆中地西泮含量测定的原理和操作方法。
2. 熟悉血浆样品的预处理方法和体内药物分析的一般程序。

二、实验原理

地西泮为 1-甲基-5-苯基-7-氯-1，3-二氢-2H-1，4-苯并二氮杂䓬-2-酮。

$$H_3C$$

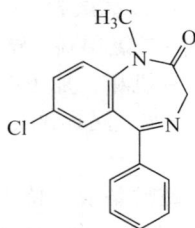

地西泮（$C_{16}H_{13}ClN_2O$ 284.74）

地西泮为临床常用的苯二氮䓬类镇静催眠药之一，但滥用或误用会引起急性中毒。通过检测地西泮的血药浓度，可迅速判断药物的性质及中毒程度，为临床及时掌握病情和评价疗效提供依据。本实验用有机溶剂提取地西泮，以氯硝西泮为内标物，采用高效液相色谱法在284nm测定地西泮的浓度，对建立的方法进行方法学考察。

三、仪器与试药

1. 仪器 高效液相色谱仪、离心机、吸量管、移液枪、量瓶、冰箱、涡旋混合器、具塞离心管、肝素化的玻璃试管、恒温水浴锅。

2. 试药 地西泮对照品、氯硝西泮对照品、甲醇、乙腈、乙酸乙酯、正己烷、pH 9.0 硼酸缓冲液。

四、实验内容

1. 标准溶液制备 精密称取地西泮对照品和氯硝西泮对照品适量，用甲醇分别配成10μg/ml 的标准溶液，避光冷藏。

2. 血浆样品预处理 用肝素化的玻璃试管收集健康志愿受试者静脉血液，立即离心分取血浆，于–20℃以下低温保存，待测。取冷冻的血浆样品在37℃水浴中解冻，精密吸取0.5ml，置1.5ml 离心管中，精密加入氯硝西泮标准溶液10μl，涡旋5s，加乙腈0.5ml，涡旋1min，12000r/min 离心10min；分取上清液，置10ml 具塞玻璃离心管中，加pH 9.0 硼酸缓冲液0.5ml，加乙酸乙酯–正己烷（30:70）5.0ml，涡旋1min，2000r/min 离心5min，分取上清液4.0ml，于37℃水浴中用氮气流吹干，残留物用150μl 流动相涡旋溶解，离心分取上清液作为血浆样品供试液。

3. 色谱条件 用十八烷基硅烷键合硅胶为填充剂；以 0.01mol/L pH 3.5 磷酸盐缓冲溶液–乙腈（50:50）为流动相；流速为1ml/min，检测波长为284nm，进样量为20μl。

4. 分析方法的验证

（1）专属性 取空白血浆、添加地西泮与内标氯硝西泮的空白血浆、血浆样品，按"血浆样品预处理"项下方法处理，照"色谱条件"项下方法进样测定。比较所得色谱图，考察血浆内源性物质是否干扰测定，药物及内标是否达到基线分离。若有必要，可适当调整色谱条件，以达到专属性要求。

（2）标准曲线与线性范围 取市售空白血浆0.5ml，分别精密加入地西泮标准溶液适量，制成地西泮的浓度分别为0、10、25、50、100、150、200ng/ml。然后照"血浆样品预处理"项下方法，自"精密加入氯硝西泮标准溶液10μl"起，同法处理后进样分析，记录峰面积。以地西泮与内标氯硝西泮的峰面积比值（R）对血浆中地西泮的浓度（C）进行线性回归，求得回归方程（$R = bC + a$）和相关系数（r），并根据上述结果确定线性范围与定量下限（LOQ）。

（3）精密度与准确度　取空白血浆 0.5ml，按"标准曲线"项下的方法配制低、中、高 3 个浓度（分别为 10、50、200ng/ml 的质量控制（QC）样品，进行 5 份样本分析，连续测定 3 批，并与标准溶液曲线同时进行，计算 QC 样品的浓度，计算精密度与准确度。

（4）提取回收率　精密吸取市售空白血浆 0.5ml，分别置 1.5ml 的离心管中，精密加入地西泮标准溶液适量，制成地西泮的浓度分别为 10、50 和 200ng/ml 的低、中、高浓度的血浆样品各 5 份。然后照"血浆样品预处理"项下方法，自"加乙腈 0.5ml"起，至"分取上清液 4.0ml"止，同法处理；再分别精密加入氯硝西泮标准溶液 10μl，涡旋 5s，于 37℃ 水溶液中用氮气流吹干，残留物 150μl 流动相涡旋溶解，离心分取上清液，分别作为低、中、高浓度的供试液。

另取乙腈 0.5ml，分别置 1.5ml 的离心管中，精密加入地西泮标准溶液适量，制成地西泮的浓度分别为 10、50 和 200ng/ml 的低、中、高浓度的对照品各 5 份。分别加乙酸乙酯-正己烷（30:70）5.0ml，分取 4.0ml，精密加入氯硝西泮标准溶液 10μl，涡旋混匀，于 37℃ 水浴中用温和氮气流吹干，残留物 150μl 流动相涡旋溶解，离心分取上清液，分别作为低、中、高浓度的对照液。

取供试液和对照液，照"色谱条件"项下方法进样测定，按内标法，以不同浓度水平，分别以峰面积进行计算，即得地西泮血浆样品测定低、中、高浓度的回收率，应符合规定。

（5）稳定性　精密吸取 0.5ml 空白血浆，按"标准曲线"项下方法配制地西泮的浓度分别为 10、50 和 200ng/ml 的低、中、高浓度的血浆样品。考察其在室温下放置 24h（6、12、24h 取样）、-20℃ 下长期冻存 1 个月（10、20、30 天取样）、反复冻融（-20℃~室温）3 次的稳定性，将测得结果与零时的结果进行比较，计算相对标准偏差 RSD。并考察测定溶液的稳定性，即样品制备后到进样分析的放置时间（6、12、24、36、48h）的稳定性。

5. 未知浓度血浆样品测定　取地西泮血浆样品供试液 20μl，注入液相色谱仪，记录色谱图，按内标法以标准曲线进行计算即得。

五、注意事项

1. 离心管一定要平衡好，放入转子时也要注意位置平衡。绝对不要超过离心机或转子的最高转速。

2. 对离心后的样品操作必须十分小心。如，用吸量管移取上清液时，注意不能搅动下层的沉淀物。

3. 一般准确度应在 85%~115% 范围内（相对偏差 RE 不超过 ±15%），定量下限 LLOQ 应在 80%~120% 范围内（相对偏差 RE 不超过 ±20%）。

4. 精密度一般要求相对标准偏差 RSD 不超过 15%，定量下限 LLOQ 应不超过 20%。

六、讨论

1. 血药浓度测定时，为什么通常用血浆（或血清）？如何制备血浆或血清？

2. 采血时应注意什么？

实验五　固相萃取反相高效液相色谱法
测定人血浆中辛伐他汀含量

一、实验目的

1. 掌握固相萃取法的原理和方法。
2. 熟悉血浆中辛伐他汀含量测定原理和操作方法。

二、实验原理

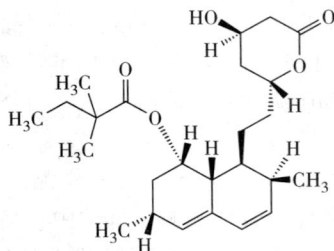

辛伐他汀（$C_{25}H_{38}O_5$　418.57）

　　辛伐他汀是近年来新开发的一种调节血脂药物，因其口服剂量较小，血浆中药物浓度极低，加之血中干扰物较多，检测灵敏度较高。本实验应用固相萃取小柱提取血浆中辛伐他汀，以洛伐他汀为内标物，采用反相高效液相色谱法二极管阵列检测器检测辛伐他汀的浓度，对建立的方法进行方法学考察。

三、仪器与试药

　　1. 仪器　高效液相色谱仪、离心机、吸量管、移液枪、容量瓶、冰箱、涡旋混合器、具塞离心管、肝素化的玻璃试管、恒温水浴锅、OASIS™ HLB 固相萃取小柱（30mg）。

　　2. 试药　辛伐他汀对照品、乙腈（色谱纯）、洛伐他汀对照品、甲醇（色谱纯）对照品、纯水。

四、实验内容

　　1. 对照品溶液及内标液制备　精密称取辛伐他汀对照品 1.38mg，用乙腈稀释至 50ml 容量瓶，摇匀，即得 27.6μg/ml 浓度的对照品贮备液，以此贮备液为母液配制系列浓度的对照品溶液；精密称取洛伐他汀对照品，用乙腈配成 0.5μg/ml 的内标液。

　　2. 血浆样品预处理　-20℃冷冻保存的血浆在暗处自然融化，混匀后取 2ml，准确加入内标液 100μl，旋涡振荡 30s，13500r/min 离心 5min，倾取全部上清液进行固相萃取。OASIS 固相萃取（SPE）小柱预先用甲醇 1ml 活化，再用水 1ml 洗涤备用，上样后先用 1ml 的 5% 甲醇洗涤，再用 1ml 甲醇洗出，洗脱液在 40℃水浴下氮气吹干，30μl 乙腈复溶。

　　3. 色谱条件　用十八烷基硅烷键合硅胶为填充剂，以乙腈-水（40:60）为流动相，流速为 1.2ml/min，检测波长为 238nm，进样量为 20μl。

4. 分析方法的验证

（1）专属性　取空白血浆、添加辛伐他汀与内标物洛伐他汀的空白血浆、血浆样品，按"血浆样品预处理"项下方法处理，照"色谱条件"项下方法进样测定。比较所得色谱图，考察血浆内源性物质是否干扰测定，药物及内标物是否达到基线分离。若有必要，可适当调整色谱条件，以达到专属性要求。

（2）标准曲线与线性范围　分别精密量取"对照品溶液及内标液制备"项下制备的系列浓度对照品溶液 25μl，加空白血浆至 2ml，使血浆中对照品浓度分别为 1.0、5.0、10.0、15.0、20.0、25.0、30.0、35.0ng/ml，按"血浆样品预处理"项下操作。以对照品辛伐他汀峰面积和内标洛伐他汀峰面积的比值（R）对对照品辛伐他汀浓度（C）进行线性回归，求得回归方程（$R=bC+a$）和相关系数（r），并根据上述结果确定线性范围与定量下限（LLOQ）。

（3）萃取回收率　按"血浆样品预处理"项下处理（不加内标液）含辛伐他汀对照品的浓度分别为 1.0、10.0、30.0ng/ml 的血浆样品，经固相萃取小柱处理后进样，所得峰面积与对照品溶液直接进样所得峰面积进行比较，以评价方法的萃取效率。

（4）精密度与准确度　分别精密量取不同浓度的对照品溶液 25μl，加入空白血浆至 2ml，使其终浓度分别为 1.0、10.0、30.0ng/ml，按"血浆样品预处理"项下操作，进行 5 样本分析，连续测定 3 批，并与标准溶液曲线同时进行，计算样品的浓度，计算精密度与准确度。

（5）稳定性　分别精密量取不同浓度的对照品溶液 25μl，加入空白血浆至 2ml，使其终浓度分别为 1.0、10.0、30.0ng/ml，按"血浆样品预处理"项下操作，考察其在室温下放置 24h（6、12、24 取样）、−20℃ 下长期冻存 1 个月（10、20、30 天取样）、反复冻融（−20℃～室温）3 次的稳定性，将测得结果与零时的结果进行比较，计算相对标准偏差 RSD。并考察测定溶液的稳定性，即样品制备后到进样分析的放置时间（6、12、24、36、48h）的稳定性。

5. 未知浓度血浆样品测定　取辛伐他汀血浆样品供试液 20μl，注入液相色谱仪，记录色谱图，按内标法以标准曲线进行计算即得。

五、注意事项

1. 固相萃取小柱使用前需要进行活化，一般先用甲醇润洗，再用水冲洗。

2. 固相萃取小柱在使用过程中，尽量不要干涸。

3. 为了提高灵敏度，本实验对固相萃取小柱最后的洗脱溶液进行挥干后复溶进样，从而达到富集的目的。

六、讨论

1. 固相萃取法的原理是什么？

2. 常用体内样品预处理方法有哪些？

实验六 高效液相色谱-质谱联用法
测定人血浆中硝苯地平含量

一、实验目的

1. 掌握血浆中硝苯地平的测定方法。
2. 熟悉基质效应方法学评价的操作步骤。
3. 了解高效液相色谱-质谱联用仪的操作步骤。

二、实验原理

硝苯地平为 2,6-二甲基-4-（2-硝基苯基）-1,4-二氢-3,5-吡啶二甲酸二甲酯。

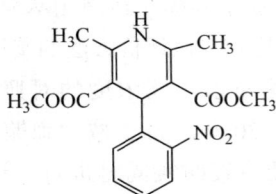

硝苯地平（$C_{17}H_{18}N_2O_6$ 346.34）

本实验以尼群地平为内标，利用高效液相色谱-质谱联用法（HPLC-MS/MS）测定人血浆样品中硝苯地平含量，对建立的方法进行方法学考察。

三、仪器与试药

1. 仪器 高效液相色谱-质谱联用仪、分析天平、移液管、冰箱、量瓶、微量进样器、移液枪、涡旋振荡器、离心管、试管。

2. 试药 硝苯地平对照品、尼群地平对照品、甲醇、乙腈、纯水。

四、实验内容

1. 对照品溶液及内标液制备 精密称取 18.2mg 硝苯地平对照品，置于 100ml 量瓶，加甲醇溶解并稀释至刻度，颠倒及振荡摇匀，得到 182μg/ml 硝苯地平对照品储备液，置于 4℃ 冰箱保存备用。精密吸取硝苯地平对照品储备液适量，置于 10ml 量瓶，加甲醇溶解并稀释至刻度，混匀，配制硝苯地平标准曲线浓度分别为 12.74、31.85、127.4、318.5、637、1274、2548ng/ml 系列溶液。

精密称取 15.6mg 尼群地平对照品，置于 50ml 量瓶中，配成浓度为 312μg/ml 的储备液，取储备液 1ml 稀释 1000 倍，配成 312ng/ml 内标液。

2. 血浆样品预处理 取血浆样品 200μl，加入 312ng/ml 内标液 20μl，混匀，加入 400μl 乙腈，旋涡振荡 1min，16600r/min 离心 10min，取上清液 10μl 进样。

3. 色谱/质谱条件 色谱柱为 C_{18} 柱（2.1mm×150mm，5m）；流动相为甲醇-乙腈-水（38.4:38.4:23.2）；流速：0.3ml/min；自动进样器温度：15℃；柱温：40℃；进样量：10μl。

电喷雾（ESI）离子源，正离子电离模式，多反应离子监测（MRM）的 MS 扫描方式，毛细管电压：4.5kV；源温度：450℃；气帘气：15L/min；碰撞气：4L/min；雾化气：60L/min；辅助加热气：40L/min；驻留时间：200ms。硝苯地平质谱条件：检测离子对 369.1/224.2；DP 39V；EP 5V；CE 32V；CXP 2.2。尼群地平质谱条件：检测离子对 361.2/315.1；DP 25V；EP 5V；CE 13V；CXP 5.0V。

4. 分析方法的验证

（1）专属性　取空白血浆、添加硝苯地平对照品系列溶液与尼群地平内标液的空白血浆、血浆样品，按"血浆样品预处理"项下方法处理，照"色谱/质谱条件"项下方法进样测定。比较所得色谱图，考察血浆内源性物质是否干扰测定，药物及内标是否达到基线分离。若有必要，可适当调整色谱条件，以达到专属性要求。

（2）标准曲线与线性范围　取空白血浆 180μl，加入硝苯地平标准曲线系列溶液 20μl，配制成相当于硝苯地平血浆浓度为 1.274、3.185、12.74、31.85、63.70、127.40、254.80ng/ml 的样品，按"血浆样品预处理"项下操作。以硝苯地平对照品峰面积和尼群地平峰面积的比值（R）对对照品硝苯地平浓度（C）进行线性回归，求得回归方程（$R = bC + a$）和相关系数（r），并根据上述结果确定线性范围与定量下限（LLOQ）。

（3）回收率和精密度　配制硝苯地平血浆浓度分别为 3.185、31.85 和 127.40ng/ml 的对照品各 5 份，按"血浆样品预处理"项下操作，求得硝苯地平和内标的面积，并与相应浓度的硝苯地平对照品溶液直接进样的面积比较，计算绝对回收率。

（4）基质效应　取空白血浆 180μl，加入 600μl 乙腈，旋涡振荡 1min，16600r/min 离心 10min，转移上清 780μl 至另一 EP 管中，再加入 312ng/ml 尼群地平内标液 20μl，以及 31.85、318.50、1274.00ng/ml 硝苯地平溶液对照品系列各 20μl 后混匀（每个浓度各 5 管），10μl 进样，得出进样后硝苯地平、内标物的面积，并与相应浓度的硝苯地平对照品溶液直接进样的面积比较，计算基质效应。

5. 未知浓度血浆样品测定　取硝苯地平血浆样品供试液 10μl，注入液相色谱仪，记录色谱图，按内标法以标准曲线进行计算即得。

五、注意事项

1. 不同型号的高效液相色谱-质谱仪和不同型号的色谱柱，测定条件可能有较大差异，需要进行条件优化。

2. 硝苯地平遇光不稳定，本实验需要避光操作。

3. 质谱条件中的雾化气、干燥气、喷雾电压等参数均会影响待测组分的离子化，从而导致定量准确度的缺失，因此在测定过程中需要注意仪器各参数的稳定性。

六、讨论

为什么体内药物的定量分析大多采用内标法？内标选择的原则是什么？

实验七　超滤法测定龙胆苦苷的血浆蛋白结合率

一、实验目的

掌握超滤法测定血浆蛋白结合率的原理和操作方法。

二、实验原理

龙胆苦苷（gentiopicroside）为裂环烯醚萜苷类化合物，是常用中药龙胆和秦艽的主要有效成分之一，具有保肝、解痉利胆、清热及抗菌消炎等作用。

超滤法是使用一定孔径的滤膜，当药物与蛋白结合达到平衡后，在高速离心力作用下，使分子量小的游离药物随血浆中的水分通过滤膜，而血浆蛋白及与血浆蛋白结合的药物则被滤膜阻挡住。收集通过滤膜的滤液，测定游离药物的浓度，即可计算出药物的蛋白结合率。

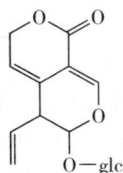

龙胆苦苷（$C_{16}H_{20}O_9$　356.00）

三、仪器与试药

1. 仪器　高效液相色谱仪、漩涡混匀器、离心机、恒温水浴锅、超滤管、酸度计。

2. 试药　甲醇（色谱纯）、磷酸二氢钠、磷酸二氢钾、龙胆苦苷对照品、牛血清白蛋白（BSA）、人血清白蛋白（HSA）、正常人血浆。

四、实验内容

1. 色谱条件与系统适用性试验　用十八烷基硅烷键合硅胶为填充剂；以甲醇-水（28∶72）为流动相；检测波长为274nm。理论板数按龙胆苦苷峰计算应不低于3000。

2. 对照品溶液制备　精密称取干燥至恒重的龙胆苦苷对照品适量，加甲醇制成每1ml中含1.0mg的对照品贮备液。精密吸取龙胆苦苷对照品贮备液5.0ml于25ml量瓶中，加pH7.4的磷酸盐缓冲液至刻度，得对照品溶液。

3. 标准曲线的制备　精密量取对照品溶液0.05、0.1、0.2、0.4、0.8、1.6、3.2ml于25ml量瓶中，加pH7.4的磷酸盐缓冲液至刻度，摇匀，0.45μm微孔滤膜过滤后进样20μl，以峰面积对浓度进行回归求得回归方程和相关系数。

4. 龙胆苦苷与血浆蛋白结合率的测定　分别精密吸取对照品溶液0.5、2.5、5.0ml于25ml量瓶中，加pH7.4的磷酸盐缓冲液至刻度，分别得三个浓度的龙胆苦苷溶液。分别精密吸取三种浓度的龙胆苦苷溶液50μl于Eppendorf离心管中，加入正常人血浆、牛血清白蛋白、人血清白蛋白溶液950μl，旋涡混合均匀，置于37℃水浴中4h，移取500μl于超滤管中，离心（4000r/min）25min，取超滤液20μl注入高效液相色谱仪进行测定，代入回归方程计算超滤液中龙胆苦苷浓度，并计算血浆蛋白结合率。

五、注意事项

1. 由于超滤过程中伴随血浆水分逐渐滤除，血浆被浓缩，血浆蛋白浓度不断增加，可能影响药物蛋白结合率，因此，在不影响测定结果的前提下，应尽量缩短离心时间。

2. 超滤温度会影响药物蛋白结合率，一般温度选在37℃。

3. 超滤液与超滤前蛋白质溶液体积之比不应太大，一般比值为 0.3 ~ 0.6。

六、讨论

1. 对照品溶液与血浆混合均匀后，为何要在 37℃ 水浴中放置 4h？
2. 超滤液为何可以直接进样？

实验八　高效液相色谱法测定血浆中黄芩苷含量

一、实验目的

1. 掌握血浆样品的前处理方法。
2. 熟悉高效液相法测定血药浓度的方法特点。

二、实验原理

中药黄芩为唇形科植物黄芩（*Scutellaria baicalensis* Georgi）的根，黄芩苷为黄芩中含量最高的有效成分，具有清热解毒等功效，临床常用于抗菌、抗病毒、抗炎、降压以及调节免疫功能等方面。不同机体对黄芩苷代谢速度有一定差异，为更好地应用于临床，需要对特殊患者做血浓监控。本实验采用乙腈为蛋白沉淀剂，处理血浆样品，用高效液相色谱内标法测定黄芩苷血药浓度。

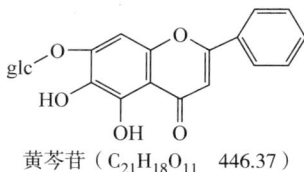

黄芩苷（$C_{21}H_{18}O_{11}$　446.37）

三、仪器与试药

1. **仪器**　高效液相色谱仪、漩涡混匀器、离心机、超声提取器、量瓶、移液管。
2. **试药**　乙腈（色谱纯）、甲醇、磷酸、对硝基苯甲酸、黄芩苷。

四、实验内容

1. **色谱条件与系统适用性试验**　以十八烷基硅烷键合硅胶为填充剂；以甲醇-水-磷酸（50:50:0.2）为流动相；流速 1.0ml/min；检测波长为 277nm；柱温 30℃；进样量 10μl。

2. **标准溶液配制**　精密称取黄芩苷对照品 25mg，置 50ml 容量瓶中，加甲醇至刻度，得浓度为 1.12mmol/L 的黄芩苷储备液。分别精密量取储备液 0.1、0.5、0.5、2.5、5.0、5.0、5.0ml 置于 100、100、50、50、50、25、10ml 量瓶中，加纯水稀释至刻度，得 1.12、5.6、11.2、56、112、224、560μmol/L 的系列对照品溶液。

3. **血浆样品处理**　精密移取待测血浆 0.2ml，加入纯水 200μl，内标（30μmol/L 的对硝基苯甲酸溶液）20μl，乙腈 400μl，旋涡混合 30s，超声震荡 5min 后于 15000r/min 的高速离心机上离心 10min，取上清液 10μl 进样测定。

4. 标准曲线的制备　精密量取空白血浆 0.2ml，分别加入黄芩苷系列标准溶液 200μl，配制成浓度为 0.224、1.12、2.24、11.2、22.4、44.8、112μmol/L 的血浆样品。按"血浆样品处理"项下方法操作，以黄芩苷浓度（C）为横坐标，黄芩苷与内标物峰面积比值为纵坐标，得回归方程相关系数。

5. 血药浓度测定　健康家兔 1 只，静脉注射黄芩苷 60mg/kg（用注射用水溶解，以 NaOH 调 pH 值为 7.20），给药后 0、5、15、30、45、60、90、120、240min 静脉取血 0.5ml。分离血浆，取 0.2ml 按"血浆样品处理"项下方法操作，测定黄芩苷浓度。

五、注意事项

偏磷酸沉淀蛋白，黄芩苷峰形好，但回收率降低。先加 PEG400 再加偏磷酸沉淀蛋白，可改善黄芩苷的回收率。

六、讨论

1. 血浆蛋白沉淀剂有哪些？原理是什么？
2. 采集血样应注意什么？

第八章 综合性实验与设计性实验

实验一 注射用苯巴比妥钠的鉴别及含量测定

一、实验目的

1. 掌握注射用苯巴比妥钠鉴别反应的原理和方法。
2. 掌握银量法测定注射用苯巴妥钠含量的原理和方法。
3. 掌握注射剂的含量测定步骤及其计算方法。
4. 熟悉电位法指示滴定终点的操作。

二、实验原理

1. 与硫酸-亚硝酸钠的反应 确切的反应机制尚不明确，可能为苯环上的亚硝基化反应。经试验，本法对巴比妥不显色，故可用此法区别苯巴比妥与巴比妥及其他不含苯环取代基的巴比妥类药物。

2. 与甲醛-硫酸反应 确切的反应机制尚不明确。苯巴比妥含有苯环取代基，可与甲醛-硫酸反应，生成玫瑰红色产物。故可用此法区别苯巴比妥与巴比妥及其他不含苯环取代基的巴比妥类药物。

3. 丙二酰脲类的鉴别试验 丙二酰脲类反应是巴比妥类药物母核的反应，因而是巴比妥类药物共有的反应，收载于《中国药典》通则0301中"一般鉴别试验"项下，包括银盐反应和铜盐反应。

（1）与银盐的反应 巴比妥类药物在碳酸钠溶液中，与硝酸银试液反应，首先生成可溶性的一银盐，继续加入过量的硝酸银试液，则生成难溶性的二银盐白色沉淀。此反应可用于本类药物的鉴别和含量测定。

反应机制为：

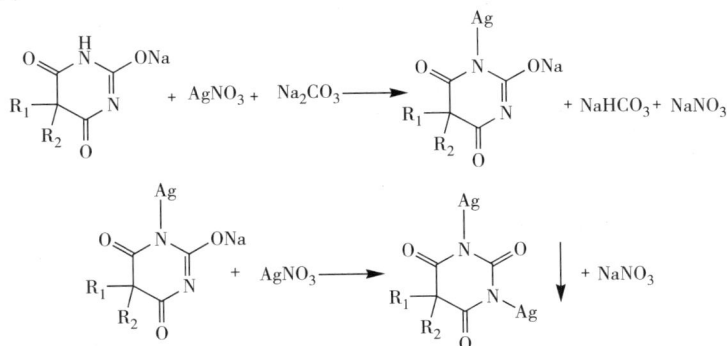

（2）与铜盐的反应 巴比妥类药物在吡啶溶液中生成烯醇式异构体，可与铜吡啶试液反应形成有色配位化合物，产生类似双缩脲的呈色反应。反应机制略。

三、仪器与试药

1. 仪器 分析天平、试管架与试管、量筒（10、25ml）、量瓶、研钵、牛角匙、漏斗与漏斗架、滤纸、玻璃棒、水浴锅、铂丝、玻棒、滴定管、电位滴定仪。

2. 试药 硫酸、亚硝酸钠、甲醛试液、碳酸钠试液、硝酸银试液、吡啶溶液、铜吡啶试液、稀盐酸、15%碳酸钾溶液、焦锑酸钾试液、3%无水碳酸钠溶液、甲醇、硝酸银滴定液、注射用苯巴比妥钠。

四、实验内容

（一）鉴别

1. 与硫酸–亚硝酸钠的反应 取本品适量（相当于苯巴比妥约 10mg），加稍过量的稀盐酸，即析出白色结晶性沉淀，滤过；沉淀用水洗净。取沉淀，加硫酸 2 滴与亚硝酸钠约 5mg，混合，即显橙黄色，随即转橙红色。

2. 与甲醛–硫酸反应 取本品适量（相当于苯巴比妥约 50mg），加稍过量的稀盐酸，即析出白色结晶性沉淀，滤过；沉淀用水洗净。取沉淀，置试管中，加甲醛试液 1ml，加热煮沸，冷却，沿管壁缓缓加硫酸 0.5ml，使成两液层，置水浴中加热，接界面显玫瑰红色。

3. 丙二酰脲类的鉴别反应 《中国药典》通则 0301。

（1）与银盐的反应 取本品适量（相当于苯巴比妥约 0.1g），加碳酸钠试液 1ml 与水 10ml，振摇 2min，滤过，滤液中逐滴加入硝酸银试液，即生成白色沉淀，振摇，沉淀即溶解；继续滴加过量的硝酸银试液，沉淀不再溶解。

（2）与铜盐的反应 取本品适量（相当于苯巴比妥约 50mg），加吡啶溶液（1→10）5ml，溶解后，加铜吡啶试液（硫酸铜 4g，水 90ml 溶解后，加吡啶 30ml，即得）1ml，即显紫色或生成紫色沉淀。

4. 钠盐的一般鉴别试验 《中国药典》通则 0301。

（1）焰色反应 取铂丝，用盐酸湿润后，蘸取供试品，在无色火焰中燃烧，火焰即显鲜黄色。

（2）取本品适量（相当于苯巴比妥约 100mg），置 10ml 试管中，加水 2ml.溶解，加 15%碳酸钾溶液 2ml，加热至沸，应不得有沉淀生成；加焦锑酸钾试液 4ml，加热至沸；置冰水中冷却，必要时，用玻棒摩擦试管内壁，应有致密的沉淀生成。

（二）含量测定

取装量差异项下的内容物，混合均匀，精密称取适量（约相当于苯巴比妥钠 0.2g），加甲醇 40ml 使溶解，再加新制的 3%无水碳酸钠溶液 15ml，照电位滴定法（《中国药典》通则 0701），用硝酸银滴定液（0.1mol/L）滴定。每 1ml 硝酸银滴定液（0.1mol/L）相当于 25.42mg 的 $C_{12}H_{11}N_2NaO_3$。

本品为苯巴比妥钠的灭菌结晶或粉末。按干燥品计算，含 $C_{12}H_{11}N_2NaO_3$ 不得少于 98.5%；按平均装量计算，含苯巴比妥钠（$C_{12}H_{11}N_2NaO_3$）应为标示量的 93.0%～107.0%。

五、注意事项

1. 注射用无菌粉末系指原料药物或与适宜辅料制成的供临用前用无菌溶液配制成注射液的无菌粉末或无菌块状物，一般采用无菌分装或冷冻干燥法制得。可用适宜的注射用溶剂配制后注射，也可用静脉输液配制后静脉滴注。

2. 测定注射用无菌粉末的含量，取供试品5瓶（支），除去标签、铝盖，容器外壁用乙醇擦净，干燥。开启时注意避免玻璃屑等异物落入容器中，分别迅速精密称定；容器为玻璃瓶的注射用无菌粉末，首先小心开启内塞，使容器内外气压平衡，盖紧后精密称定。然后倾出内容物，容器用水或乙醇洗净，在适宜条件下干燥后，再分别精密称定每一容器的重量，求出每瓶（支）的装量与平均装量。若装量差异合格（《中国药典》通则0102），则精密称取倾出的内容物适量，依法测定含量。

3. 与硫酸-亚硝酸钠反应，颜色变化快，应及时观察。

4. 与甲醛-硫酸的反应，加热煮沸时，注意试管口不得对准人，放冷后加硫酸时应沿管壁缓缓滴加使成两液层。

5. $AgNO_3$ 滴定液应临用新制。

6. 银电极在临用前须用硝酸浸洗 $1\sim2min$，再用水淋洗干净后使用。

7. 无水碳酸钠溶液应临用新制，因为碳酸钠溶液久置后可吸收空气中二氧化碳，产生碳酸氢钠，使含量明显下降，导致测定时溶液碱度不足。

六、讨论

1. 银量法测定苯巴比妥钠含量时，为何采用电位滴定法指示终点，而不是通过观察溶液出现浑浊现象来确定终点？

2. "精密称取某药物若干"系指允许的取用量范围是多少？

实验二　区别常用的巴比妥类药物

一、实验目的

1. 掌握巴比妥类药物鉴别的原理和方法。
2. 掌握药物的结构、理化性质和药物分析方法的关系。
3. 熟悉药物的其他鉴别试验。

二、实验原理

巴比妥类药物均为巴比妥酸的衍生物，具有丙二酰脲基本结构。由于5位取代基 R_1 和 R_2 的不同，形成不同的巴比妥类药物，具有不同理化性质。

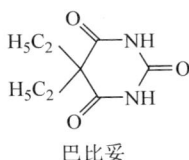

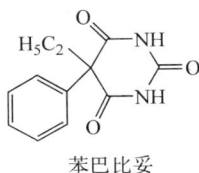

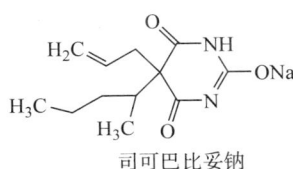

巴比妥　　　　　　苯巴比妥　　　　　　司可巴比妥钠

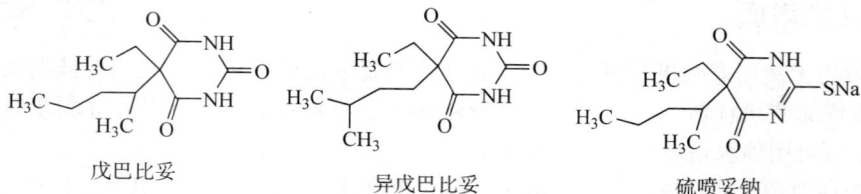

戊巴比妥　　　　　　　　异戊巴比妥　　　　　　硫喷妥钠

根据以上药物结构特征，设计实验区别上述 6 种药物，并根据各个药物的专属性试验进行鉴别确证。

三、仪器与试药

1. 仪器　分析天平、试管架与试管、量筒（10、25ml）、量瓶、研钵、牛角匙、漏斗与漏斗架、滤纸、玻璃棒、水浴锅、铂丝、玻棒、移液管、滴定管、紫外-可见分光光度计等。

2. 试药　巴比妥、苯巴比妥片、司可巴比妥钠胶囊、戊巴比妥、异戊巴比妥片、注射用硫喷妥钠。

四、实验内容

1. 问题　有一瓶常用巴比妥类药物，标签遗失，请根据这 6 种药物的理化性质和结构特征，设计合适的方法将其区别，并初步判断遗失标签的药品为何种药物，然后进一步采用较专属的方法进行确证。

2. 要求　自行设计实验方案，准备所需仪器、试药，然后按设定的方案进行实验操作，根据结果做出判断，确证未知物为何物，并说明判断依据或理由。

五、注意事项

1. 本次实验中的药品为不同剂型，需考虑辅料的影响。

2. 本试验的目的是区分以上 6 种药物，故只需考虑这 6 种药物结构及理化性质的差异将其区分，并选择各个药物最具特征的专属反应来确证该药物，并非对其进行严格完整的制剂鉴别。

3. 方法应当简单、快速。方法中试剂仪器尽可能常用，步骤尽可能简单，花费时间尽可能少。

六、讨论

1. 根据药物的结构、理化特性与鉴别方法的关系，结合自己的实验设计在小组内进行讨论。

2. 以巴比妥类药物为例，讨论什么是一般鉴别试验？什么是专属鉴别试验？

实验三　司可巴比妥钠胶囊的鉴别及含量测定

一、实验目的

1. 掌握司可巴比妥钠鉴别反应的原理和方法。

2. 掌握溴量法测定司可巴比妥钠含量的原理和方法。

二、实验原理

1. 与溴试液或碘试液的反应　司可巴比妥钠与碘试液发生加成反应，可使碘试液的棕色褪去。司可巴比妥钠与溴试液发生加成反应，可使溴试液的深红色褪去。

反应机制为：

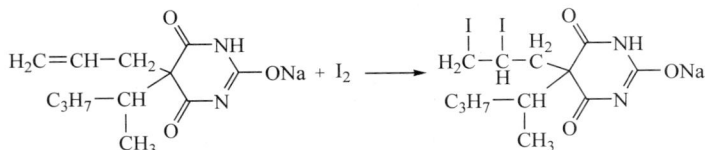

2. 与高锰酸钾的反应　司可巴比妥钠可在碱性溶液中与高锰酸钾发生氧化还原反应，将使紫色的高锰酸钾还原为棕色的二氧化锰。

反应机制为：

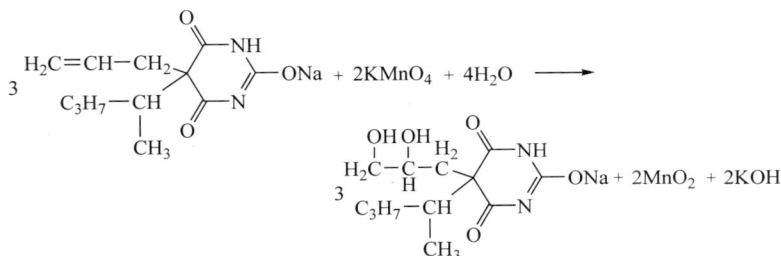

3. 丙二酰脲类的鉴别试验　丙二酰脲类反应是巴比妥类药物母核的反应，因而是巴比妥类药物共有的反应，收载于《中国药典》通则 0301 中"一般鉴别试验"项下，包括银盐反应和铜盐反应。见本章实验一"注射用苯巴比妥钠的鉴别及含量测定"。

三、仪器与试药

1. 仪器　分析天平、试管架与试管、量筒（10、25ml）、量瓶、研钵、牛角匙、漏斗与漏斗架、滤纸、玻璃棒、水浴锅、铂丝、玻棒、碘瓶、滴定管。

2. 试药　碘试液、碳酸钠试液、硝酸银试液、吡啶溶液、铜吡啶试液、0.1mol/L 盐酸溶液、15% 碳酸钾溶液、焦锑酸钾试液、碘化钾试液、盐酸、硫代硫酸钠滴定液、淀粉指示液、溴滴定液、司可巴比妥钠胶囊。

四、实验内容

（一）鉴别

1. 与碘试液的反应　取装量差异项下的内容物，混合均匀，精密称取适量（约相当于司可巴比妥钠 0.1g），加碘试液 2ml，所显棕黄色在 5min 内消失。

2. 丙二酰脲类的鉴别反应　《中国药典》通则 0301。

（1）与银盐的反应　取本品适量（相当于司可巴比妥钠约 10mg），加碳酸钠试液 1ml 与水 10ml，振摇 2min，滤过，滤液中逐滴加入硝酸银试液，即生成白色沉淀，振摇，沉淀即溶解；继续滴加过量的硝酸银试液，沉淀不再溶解。

（2）与铜盐的反应　取供试品约 50mg，加吡啶溶液（1→10）5ml，溶解后，加铜吡啶试液（硫酸铜 4g，水 90ml 溶解后，加吡啶 30ml，即得）1ml，即显紫色或生成紫色沉淀。

3. 钠盐的一般鉴别试验　本品的内容物炽灼后，残渣显钠盐的鉴别反应（《中国药典》通则 0301）。

（二）含量测定

取装量差异项下的内容物，混合均匀，精密称取适量（约相当于司可巴比妥钠 0.1g），置 250ml 碘瓶中，加水 10ml，振摇使溶解，精密加溴滴定液（0.1mol/L）25ml，再加盐酸 5ml，立即密塞并振摇 1min，在暗处静置 15min 后，注意微开瓶塞，加碘化钾试液 10ml，立即密塞，摇匀后，用硫代硫酸钠滴定液（0.1mol/L）滴定，至近终点时，加淀粉指示液，继续滴定至蓝色消失，并将滴定结果用空白试验校正。每 1ml 溴滴定液（0.05mol/L）相当于 13.01mg 的 $C_{12}H_{17}N_2NaO_3$。

本品含司可巴比妥钠（$C_{12}H_{17}N_2NaO_3$）应为标示量的 90.0%～110.0%。

五、注意事项

1. 测定胶囊剂的含量，应取供试品 20 粒，分别精密称定重量，倾出内容物（不得损失囊壳），硬胶囊囊壳用小刷或其他适宜的用具拭净；软胶囊或内容物为半固体或液体的硬胶囊囊壳用乙醚等易挥发性溶剂洗净，置通风处使溶剂挥尽，再分别精密称定囊壳重量，求出每粒内容物的装量与平均装量。若装量差异合格（《中国药典》通则 0102），则精密称取倾出的内容物适量，依法测定含量。

2. 由于溴易挥发，影响滴定液浓度的准确性，不宜直接配成标准溶液。溴滴定液是用溴酸钾与溴化钾的混合溶液配制，亦称溴液。

溴滴定液（0.05mol/L）的配制取溴酸钾 3.0g 与溴化钾 15g，加水适量使溶解成 1000ml，摇匀。

滴定时，在供试品溶液中加入适量盐酸，在酸性条件下，溴酸钾和溴化钾反应生成新生态的溴，再与被测药物发生作用。

3. 滴定时常用剩余滴定方式。在整个操作中应注意溴和碘的损失。

六、讨论

1. 含量测定时，做空白试验的目的是什么？

2. 比较注射用苯巴比妥、司可巴比妥钠胶囊、注射用硫喷妥钠的鉴别和含量测定方法的异同？

实验四　注射用硫喷妥钠的鉴别、
检查和含量测定

一、实验目的

1. 掌握硫喷妥钠鉴别反应的原理和方法。

2. 掌握紫外–可见分光光度法测定硫喷妥钠含量的原理和方法。

3. 熟悉薄层色谱法在杂质检查中的操作和应用。

二、实验原理

1. 铜盐反应 反应原理见本章实验一丙二酰脲类的鉴别反应。

2. 硫元素的反应 分子结构中含有硫的药物，经有机破坏后，变为硫离子，可显硫化物反应。硫喷妥钠在氢氧化钠试液中与铅离子反应，生成白色铅盐沉淀；加热后，有机硫生成无机硫离子，白色铅盐沉淀转变为黑色硫化铅沉淀。本试验可供区别硫代巴比妥类药物与巴比妥类药物。

反应机制为：

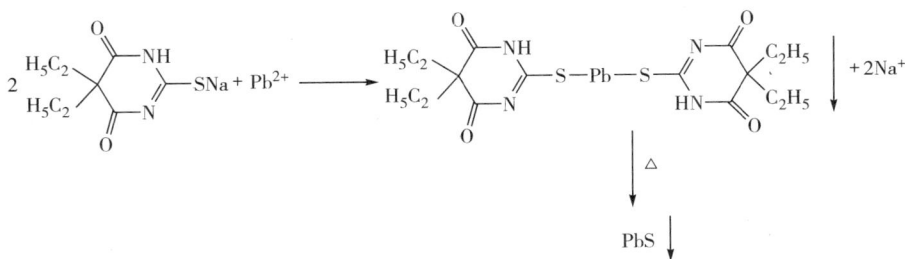

3. 薄层色谱法 杂质检查按各品种项下规定的方法，制备供试品溶液和对照标准溶液，并按规定的色谱条件点样、展开和检视。供试品溶液色谱图中待检查的斑点与相应的标准物质斑点比较，颜色（或荧光）不得更深；或照薄层色谱扫描法操作，测定峰面积值，供试品色谱图中相应斑点的峰面积值不得大于标准物质的峰面积值。

化学药品杂质检查可采用杂质对照法、供试品溶液的自身稀释对照法或两法并用。供试品溶液除主斑点外的其他斑点与相应的杂质对照标准溶液或系列浓度杂质对照标准溶液的相应主斑点比较，不得更深，或与供试品溶液自身稀释对照溶液或系列浓度自身稀释对照溶液的相应主斑点比较，不得更深。（《中国药典》通则 0502）

4. 丙二酰脲类的鉴别试验紫外吸收光谱特征 硫代巴比妥类药物的紫外吸收光谱在酸性或碱性溶液中均具有较明显的紫外吸收。在盐酸溶液（0.1mol/L）中，于 287nm 和 238nm 有最大吸收；在氢氧化钠溶液（0.1mol/L）中，两个吸收峰分别移至 304nm 和 255nm。另外，在 pH13 的强碱性溶液中，硫代巴比妥类药物在 255nm 处的吸收峰消失，只存在 304nm 处的吸收峰。

三、仪器与试药

1. 仪器 分析天平、试管架与试管、量筒（10、25ml）、量瓶、研钵、牛角匙、铂丝、玻棒、滤纸、紫外光灯、硅胶 GF_{254} 薄层板、紫外–可见分光光度计。

2. 试药 吡啶溶液、铜吡啶试液、氢氧化钠试液、醋酸铅试液、焦锑酸钾试液、氨溶液、乙醇、三氯甲烷、15% 碳酸钾溶液、0.4% NaOH 溶液、注射用硫喷妥钠。

四、实验内容

（一）鉴别

1. 铜盐反应 取本品约 0.1g，加吡啶溶液（1→10）10ml 使硫喷妥钠溶解，加铜吡啶试液 1ml，振摇，放置 1min，即生成绿色沉淀。

2. 硫元素反应 取本品约 0.2g，加氢氧化钠试液 5ml 与醋酸铅试液 2ml，生成白色沉淀；加热后，沉淀变为黑色。

3. 钠盐的一般鉴别试验 取本品，炽灼后，显钠盐的火焰反应（《中国药典》通则 0301）。

（二）有关物质

取本品适量，加水溶解并稀释制成每 1ml 中约含硫喷妥钠 10mg 的溶液，作为供试品溶液；精密量取 1ml，置 200ml 量瓶中，用水稀释至刻度，摇匀，作为对照溶液。照薄层色谱法（《中国药典》通则 0502）试验，吸取上述两种溶液各 20μl，分别点于同一硅胶 GF$_{254}$ 薄层板上，以 13.5mol/L 氨溶液-乙醇-三氯甲烷（5∶15∶80）的下层溶液为展开剂，展开，晾干，立即在紫外光灯（254nm）下检视。供试品溶液如显杂质斑点（除原点外），与对照溶液的主斑点比较，不得更深。

（三）含量测定

取装量差异项下的内容物，混合均匀，精密称取适量（约相当于硫喷妥钠 0.25g），置 500ml 量瓶中，加水使硫喷妥钠溶解并稀释至刻度，摇匀，精密量取适量。用 0.4% NaOH 溶液定量稀释制成每 1ml 中约含 5μg 的溶液，作为供试品溶液。照紫外-可见分光光度法（《中国药典》通则 0401），在波长 304nm 处测定吸收度；另取硫喷妥钠对照品适量，精密称定，用 0.4% NaOH 溶液定量稀释制成每 1ml 中约含 5μg 的溶液，作为对照品溶液。同法测定吸收度。计算，即得。根据每支的平均装量计算。每 1mg 硫喷妥钠相当于 1.091mg 的 $C_{11}H_{17}N_2NaO_2S$。

本品为硫喷妥钠 100 份与无水碳酸钠 6 份混合的灭菌粉末。按平均装量计算，含硫喷妥钠（$C_{11}H_{17}N_2NaO_2S$）应为标示量的 93.0%～107.0%。

五、注意事项

1. 薄层色谱法点样一般为圆点状或窄细的条带状，色样基线距底边 10～15mm，圆点状直径一般不大于 4mm。接触点样时注意勿损伤薄层表面。点间距离可视斑点扩散情况以相邻斑点互不干扰为宜，一般不少于 8mm。

2. 将点好供试品的薄层板放入展开缸中，浸入展开剂的深度为距原点 5mm 为宜，密闭。除另有规定外，一般上行展开 8～15cm。溶剂前沿达到规定的展距，取出薄层板，晾干，待检测。

3. 展开前如需要溶剂蒸气预平衡，可在展开缸中加入适量的展开剂，密闭，一般保持 15～30min。溶剂蒸气预平衡后，应迅速放入载有供试品的薄层板，立即密闭，展开。如需使展开缸达到溶剂蒸气饱和的状态，则须在展开缸的内壁贴与展开缸高、宽同样大小的滤纸，一端浸入展开剂中，密闭一定时间，使溶剂蒸气达到饱和再如法展开。

4. 本实验用带有荧光剂的薄层板（硅胶 GF$_{254}$ 板），对于在紫外光下有吸收的成分，可在紫外光灯（254nm）下观察荧光板面上的荧光物质淬灭形成的斑点。

5. 由于环境因素对机械部分的影响，紫外-可见分光光度计的波长经常会略有变动，因此应定期对所用的仪器进行全面校正。仪器波长的允许误差为：紫外光区 ±1nm，500nm 附近 ±2nm。（详见《中国药典》通则 0401）

6. 使用对照品进行比较时，应保证供试品和对照品在相同的条件下进行测量。这些条件包括波长的设定、狭缝宽度的调整、吸收池的位置和校正、透光率水平。

    7. 注意石英比色皿的配对使用。

    8. 读数后及时关闭光闸以保护光电管。

    9. 本实验的含量测定采用对照品比较法。

六、讨论

    1. 简述巴比妥类药物紫外吸收特性。

    2. 薄层色谱法检查杂质限量有哪几种类型？

    3. 对照品和标准品有何区别？

实验五　阿司匹林肠溶片的质量分析

一、实验目的

    1. 掌握肠溶片分析的特点及赋形剂的干扰与排除方法。

    2. 掌握阿司匹林肠溶片的鉴别、检查、含量测定的原理及方法。

二、实验原理

    阿司匹林肠溶片的质量分析内容包括：性状、鉴别、检查、含量测定。

    本品含阿司匹林（$C_9H_8O_4$）应为标示量的 93.0% ~ 107.0%。规格有 5 种，25、40、50、100、300mg。贮藏，密封，在干燥处保存。

三、仪器与试药

    1. 仪器　电子天平、试管架与试管、量筒（10、25ml）、量瓶、烧杯、牛角匙、滤纸、滤膜、玻璃棒、水浴锅、高效液相色谱仪。

    2. 试药　阿司匹林肠溶片、乙腈（色谱纯）、四氢呋喃、冰醋酸、1% 冰醋酸的甲醇溶液、水杨酸对照品、阿司匹林对照品、三氯化铁试液。

四、实验内容

（一）性状

本品为肠溶包衣片，除去包衣后显白色。

（二）鉴别

    1. 取本品的细粉适量（约相当于阿司匹林 0.1g），加水 10ml，煮沸，放冷，加三氯化铁试液 1 滴，即显紫堇色。

    2. 在含量测定项下记录的色谱图中，供试品溶液主峰的保留时间应与对照品溶液主峰的保留时间一致。

（三）检查

    游离水杨酸　取本品细粉适量（约相当于阿司匹林 0.1g），精密称定，置 100ml 量瓶中，加 1% 冰醋酸的甲醇溶液振摇使阿司匹林溶解，并稀释至刻度，摇匀，滤膜滤过，取续滤液作为供试品溶液（临用新制）。取水杨酸对照品约 15mg，精密称定，置 50ml 量瓶中，加 1% 冰醋酸的甲醇溶液溶解并稀释至刻度，摇匀，精密量取 5ml，置 100ml 量瓶中，用 1% 冰醋酸的甲醇溶液稀释至刻度，摇匀，作为对照品溶液。照阿司匹林游离水杨酸项下的方法测定（见第二章实验三），供试品溶液色谱图中如有与水杨酸峰保留时间一致的色谱峰，按外标法以峰面积计算，不得过阿司匹林标示量的 1.5%。

（四）含量测定

1. 色谱条件与系统适用性试验 用十八烷基硅烷键合硅胶为填充剂，以乙腈-四氢呋喃-冰醋酸-水（20:5:5:70）为流动相；检测波长为 276nm。理论板数按阿司匹林峰计算不低于 3000，阿司匹林峰与水杨酸峰的分离度应符合要求。

2. 测定 取本品 20 片，精密称定，充分研细，精密称取适量（约相当于阿司匹林 10mg），置 100ml 量瓶中，加 1% 冰醋酸的甲醇溶液强烈振摇使阿司匹林溶解并稀释至刻度，滤膜滤过，精密量取续滤液 10μl 注入液相色谱仪，记录色谱图；另取阿司匹林对照品，精密称定，加 1% 冰醋酸的甲醇溶液溶解并定量稀释制成每 1ml 中含 0.1mg 的溶液，同法测定。按外标法以峰面积计算，即得。

五、讨论

1. 阿司匹林原料药与阿司匹林肠溶片在质量检验项目方面有哪些不同之处？
2. 简述鉴别试验的原理。

实验六　阿司匹林栓的质量分析

一、实验目的

1. 掌握栓剂分析的特点及赋形剂的干扰与排除方法。
2. 掌握阿司匹林栓剂的鉴别、检查、含量测定的原理及方法。

二、实验原理

阿司匹林栓的质量分析内容包括：性状、鉴别、检查、含量测定。
本品含阿司匹林（$C_9H_8O_4$）应为标示量的 90.0%～110.0%。

三、仪器与试药

1. 仪器 电子天平、试管架与试管、量筒（10、25ml）、量瓶、烧杯、牛角匙、滤纸、玻璃棒、水浴锅、高效液相色谱仪、容量瓶。

2. 试药 阿司匹林栓剂、碳酸钠试液、稀硫酸、乙醇、三氯化铁试液、甲醇（色谱纯）、0.1% 二乙胺水溶液、冰醋酸、水杨酸对照品、阿司匹林对照品、咖啡因对照品。

四、实验内容

（一）性状

本品为乳白色或微黄色栓。

（二）鉴别

取本品适量（约相当于阿司匹林 0.6g），加乙醇 20ml，微温使阿司匹林溶解，置冰浴中冷却 5min，并不断搅拌，滤过，滤液置水浴上蒸干，残渣照以下的方法试验，显相同的结果。

1. 本品约 0.1g，加水 10ml，煮沸，放冷，加三氯化铁试液 1 滴，即显紫堇色。

2. 本品约 0.5g，加碳酸钠试液 10ml，煮沸 2min 后，放冷，加过量的稀硫酸，即析出白色沉淀，并发生醋酸的臭气。

（三）检查

游离水杨酸　临用新制。精密量取含量测定项下的供试品贮备液 5ml，置 10ml 量瓶中，用 1% 冰醋酸的甲醇溶液稀释至刻度，摇匀，作为供试品溶液；取水杨酸对照品约 15mg，精密称定，置 50ml 量瓶中，加 1% 冰醋酸的甲醇溶液溶解并稀释至刻度，摇匀，精密量取 1ml，置 10ml 量瓶中，用 1% 冰醋酸的甲醇溶液稀释至刻度，摇匀，作为对照品溶液。照阿司匹林游离水杨酸项下的方法测定。供试品溶液色谱图中如有与水杨酸峰保留时间一致的色谱峰，按外标法以峰面积计算，不得过阿司匹林标示量的 3.0%。

（四）含量测定

照高效液相色谱法（通则 0512）测定。

1. 色谱条件与系统适用性试验　用十八烷基硅烷键合硅胶为填充剂，以乙腈-四氢呋喃-冰醋酸-水（20:5:5:70）为流动相；检测波长为 276nm。理论板数按阿司匹林峰计算不低于 3000，阿司匹林峰与水杨酸峰的分离度应符合要求。

2. 测定法　取本品 5 粒，精密称定，置小烧杯中，在 40~50℃ 水浴上微温熔融，在不断搅拌下放冷，精密称取适量（约相当于阿司匹林 0.1g），置 50ml 量瓶中，加 1% 冰醋酸的甲醇溶液适量，在 40~50℃ 水浴中充分振摇使阿司匹林溶解，放冷，用 1% 冰醋酸的甲醇溶液稀释至刻度，摇匀，置冰浴中冷却 1h，取出，迅速滤过，取续滤液作为供试品贮备液。精密量取供试品贮备液 5ml，置 100ml 量瓶中，用 1% 冰醋酸的甲醇溶液稀释至刻度，摇匀，精密量取 10μl 注入液相色谱仪，记录色谱图；另取阿司匹林对照品，精密称定，加 1% 冰醋酸的甲醇溶液振摇使溶解并定量稀释制成每 1ml 中约含 0.1mg 的溶液，同法测定。按外标法以峰面积计算，即得。

五、注意事项

含量测定时，阿司匹林栓应在 40~50℃ 水浴上微温熔融，注意控制温度防止药物水解。

六、讨论

1. 阿司匹林原料药与阿司匹林栓剂在质量检验项目方面有哪些不同之处？

2. 用高效液相色谱法测定药物含量，为什么要做系统适用性试验，有何要求？

实验七　盐酸普鲁卡因胺片的鉴别及含量测定

一、实验目的

1. 掌握盐酸普鲁卡因胺片鉴别反应的原理和方法。

2. 掌握片剂的含量测定步骤及计算方法。

3. 熟悉永停滴定法指示滴定终点的操作。

二、实验原理

1. 紫外吸收 盐酸普鲁卡因胺属于对氨基苯甲酸酯类药物，母核含有苯环，还有胺基、酰胺等助色团存在具有特征性紫外吸收，且辅料无干扰，可利用其最大吸收波长对盐酸普鲁卡因胺片进行鉴别、杂质检查和含量测定。

2. 芳香第一胺类 盐酸普鲁卡因胺具有芳伯氨基结构，可发生重氮化反应，产物与碱性 β-萘酚显色，用于鉴别。

分子结构中具有芳伯氨基或水解后生成芳伯氨基的药物在酸性溶液中与亚硝酸钠定量发生重氮化反应，生成重氮盐，可用永停滴定法指示反应终点（图 8-1）。

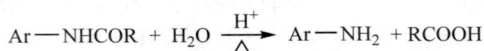

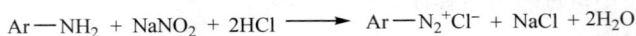

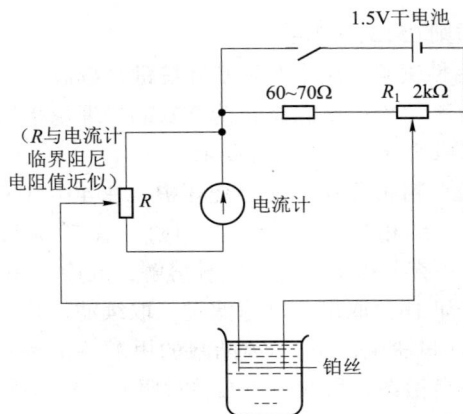

$$Ar-NHCOR + H_2O \xrightarrow[\triangle]{H^+} Ar-NH_2 + RCOOH$$

$$Ar-NH_2 + NaNO_2 + 2HCl \longrightarrow Ar-N_2^+Cl^- + NaCl + 2H_2O$$

图 8-1 永停滴定装置图

3. 氯化物 盐酸普鲁卡因胺是盐酸盐，加稀硝酸使成酸性后，游离出氯离子，滴加硝酸银试液，即生成白色凝乳状沉淀；分离，沉淀加氨试液即溶解，再加稀硝酸酸化后，沉淀复生成。

三、仪器与试药

1. 仪器 紫外-可见分光光度仪、永停滴定仪。

2. 试药 盐酸普鲁卡因胺片、稀盐酸、0.1mol/L 亚硝酸钠溶液、1mol/L 脲溶液、碱性 β-萘酚试液。

四、实验内容

（一）鉴别

1. 取本品的细粉适量，加水振摇使盐酸普鲁卡因胺溶解，滤过，取续滤液加水制成每

1ml 中含盐酸普鲁卡因胺 5μg 的溶液，照紫外–可见分光光度法测定，在 280nm 的波长处有最大吸收。

2. 取本品的细粉适量（约相当于盐酸普鲁卡因胺 0.1g），加水 5ml 与稀盐酸 0.5ml，振摇使盐酸普鲁卡因胺溶解，滤过，滤液显芳香第一胺类的鉴别反应。

芳香第一胺类的鉴别反应　取供试品，加稀盐酸，必要时缓缓煮沸使溶解，加 0.1mol/L 亚硝酸钠溶液数滴，加与 0.1mol/L 亚硝酸钠溶液等体积的 1mol/L 脲溶液，振摇 1min，滴加碱性 β–萘酚试液数滴，视供试品不同，生成由粉红到猩红色沉淀。

3. 显氯化物鉴别的反应。

（二）含量测定

取本品 10 片，置 100ml 量瓶中，加水 50ml，振摇使盐酸普鲁卡因胺溶解，加水稀释至刻度，摇匀，静置，精密量取上清液 20ml，照永停滴定法（通则 0701），用亚硝酸钠滴定液（0.1mol/L）滴定。每 1ml 亚硝酸钠滴定液（0.1mol/L）相当于 27.18mg 的 $C_{13}H_{21}N_3O \cdot HCl$。

本品含盐酸普鲁卡因胺（$C_{13}H_{21}N_3O \cdot HCl$）应为标示量的 95.0%～105.0%。

五、注意事项

1. 永停滴定法所用的电极为铂–铂电极，有时可用电导仪的双白金电极。但若电极玻璃和铂烧结得不好，当用硝酸处理电极时，微量硝酸存留在铂片和玻璃空隙不易洗出，以至电极刚插入就出现在极化状态，使用时必须注意。

2. 电极的清洁状态是滴定成功与否的关键。污染的电极在滴定时指示迟钝，终点时电流变化小，此时应重新处理电极。处理方法，可将电极插入 10ml 浓硝酸和 1 滴三氯化铁的溶液内，煮沸数分钟，取出后用水冲洗干净。

3. 永停滴定在滴定过程中有时由于反应速度太慢，该原点会逐渐漂移，也就是随着滴定的进行，流过电流计的电流会逐渐增大。但这种原点漂移是渐进的，而测定终点是突跃的，因此不会影响终点判断，一般在终点前一滴突跃可达满量程的一半以上。

4. 滴定时是否已临近终点，可由指针的回零速度得到启示，若回零速度越来越慢，就表示已接近终点。

5. 由于重氮化反应速度较慢，因此在滴定时尽量按规定要求进行。测定液应尽量体积小一些，但还须注意供试品的溶解度。

6. 盐酸普鲁卡因胺片规格为 0.25g。

六、讨论

1. 影响重氮化鉴别芳香第一胺类的因素有哪些？
2. 紫外鉴别选择最大或最小波长的意义在哪里？
3. 片剂分析的特点及赋形剂的干扰与排除方法都有哪些？
4. 简述续滤液的定义及意义。

实验八　盐酸利多卡因注射液的鉴别、检查及含量测定

一、实验目的

1. 掌握盐酸利多卡因注射液的鉴别、检查的原理和方法。
2. 掌握注射液的含量测定步骤及计算方法。
3. 熟悉高效液相色谱仪的操作。

二、实验原理

1. 与重金属离子反应　分子结构中具有芳酰胺的盐酸利多卡因，在碳酸钠试液中与硫酸铜反应生成蓝紫色配位化合物，此有色物转溶入三氯甲烷中显黄色。

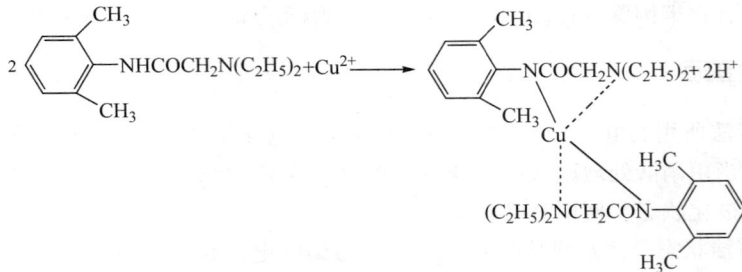

2. 氯化物　盐酸利多卡因是盐酸盐，加稀硝酸使成酸性后，游离出氯离子，滴加硝酸银试液，即生成白色凝乳状沉淀；分离，沉淀加氨试液即溶解，再加稀硝酸酸化后，沉淀复生成。

3. 有关物质　盐酸利多卡因注射液在生产和贮藏过程中易水解产生2,6-二甲基苯胺等杂质，2,6-二甲基苯胺等杂质与盐酸利多卡因色谱行为存在差异，依据保留时间不同可加以检查。

三、仪器与试药

1. 仪器　高效液相色谱仪。

2. 试药　盐酸利多卡因注射液、三氯甲烷、硫酸铜试液、碳酸钠试液、2,6-二甲基苯胺对照品、磷酸盐缓冲液（1mol/L磷酸二氢钠溶液和0.5mol/L磷酸氢二钠溶液）、磷酸、利多卡因对照品、乙腈（色谱纯）。

四、实验内容

（一）鉴别

1. 取本品0.2g，加水20ml溶解后，取溶液2ml，加硫酸铜试液0.2ml与碳酸钠试液1ml，即显蓝紫色；加三氯甲烷2ml，振摇后放置，三氯甲烷层显黄色。

2. 本品显氯化物鉴别反应。

（二）有关物质检查

精密量取本品适量，用流动相定量稀释制成每1ml中约含盐酸利多卡因2mg的溶液，作为供试品溶液；精密量取1ml，置100ml量瓶中，用流动相稀释至刻度，作为对照溶液；另取2,6-二甲基苯胺对照品，精密称定，加流动相溶解并稀释制成每1ml中约含0.8μg的溶液，作为对照品溶液。

照高效液相色谱法试验，用十八烷基硅烷键合硅胶为填充剂；以磷酸盐缓冲液（取1mol/L磷酸二氢钠溶液1.3ml和0.5mol/L磷酸氢二钠溶液32.5ml，置1000ml量瓶中，加水稀释至刻度，摇匀）-乙腈（50:50）（用磷酸调节pH值至8.0）为流动相；检测波长为254nm。理论板数按利多卡因峰计算不低于2000。取对照溶液20μl，注入液相色谱仪，调节检测灵敏度，使主成分色谱峰的峰高约为满量程的20%；再精密量取上述三种溶液各20μl，分别注入液相色谱仪，记录色谱图至主成分峰保留时间的3.5倍，供试品溶液的色谱图中如有与2,6-二甲基苯胺保留时间一致的色谱峰，按外标法的峰面积计算，不得过0.04%，其他单个杂质峰面积不得大于对照溶液主峰面积的0.5倍（0.5%），其他各杂质峰面积的和不得大于对照溶液主峰面积（1.0%）。

（三）含量测定

1. 色谱条件与系统适用性试验 用十八烷基硅烷键合硅胶为填充剂；以磷酸盐缓冲液（取1mol/L磷酸二氢钠溶液1.3ml和0.5mol/L磷酸氢二钠溶液32.5ml，置1000ml量瓶中，用水稀释至刻度，摇匀）-乙腈（50:50）（用磷酸调节pH值至8.0）为流动相；检测波长为254nm。理论板数按利多卡因峰计算不低于2000。

2. 测定 精密量取本品适量（约相当于盐酸利多卡因100mg），置50ml量瓶中，用流动相稀释至刻度，摇匀，作为供试品溶液，精密量取20μl注入液相色谱仪，记录色谱图；另取利多卡因对照品约85mg，精密称定，置50ml量瓶中，加1mol/L盐酸溶液0.5ml使溶解，用流动相稀释至刻度，摇匀，同法测定。按外标法以峰面积计算，并乘以1.156，即得。

本品为盐酸利多卡因的灭菌水溶液。含盐酸利多卡因（$C_{14}H_{22}N_2O \cdot HCl$）应为标示量的95.0%~105.0%。

五、注意事项

1. 如供试品为生物碱或其他有机碱的盐酸盐，须先加氨试液使成碱性，将析出的沉淀滤过除去，取滤液进行试验。

2. 注射液系指原料药物或与适宜的辅料制成的供注入体内的无菌液体制剂，包括溶液型、乳状液型或混悬型等注射液。可用于皮下注射、皮内注射、肌内注射、静脉注射、静脉滴注、鞘内注射、椎管内注射等。其中，供静脉滴注用的大容量注射液（除另有规定外，一般不小于100ml，生物制品一般不小于50ml）也可称为输液。

3. 供试品标示装量不大于2ml者，取供试品5支（瓶）；2ml以上至50ml者，取供试品3支（瓶）。开启时注意避免损失，将内容物分别用相应体积的干燥注射器及注射针头抽尽，然后缓慢连续地注入经标化的量入式量筒内（量筒的大小应使待测体积至少占其额定体积的40%，不排尽针头中的液体），在室温下检视。测定油溶液、乳状液或混悬液时，应先加温（如有必要）摇匀，再用干燥注射器及注射针头抽尽后，同前法操作，放冷（加温时），检视。每支（瓶）的装量均不得少于其标示量。

4. 在有关物质检查中除另有规定外，供试品溶液的记录时间应为主成分色谱峰保留时间的 2 倍，测量供试品溶液色谱图上各杂质的峰面积并与对照溶液主成分的峰面积比较，依法计算杂质含量。

六、讨论

1. 盐酸利多卡因注射液有关物质检查方法是什么？采用这种方法的条件是什么？限量结果如何得出？

2. 高效液相色谱法有哪些色谱优化方法？

实验九　盐酸克仑特罗栓的鉴别、检查及含量测定

一、实验目的

1. 掌握盐酸克仑特罗栓的鉴别、检查的原理和方法。
2. 掌握栓剂的含量测定步骤及计算方法。
3. 熟悉高效液相色谱仪的操作。

二、实验原理

1. 芳香第一胺类　盐酸克仑特罗具有芳伯氨基结构，可发生重氮化反应，产物与碱性 β-萘酚显色，用于鉴别。

分子结构中具有芳伯氨基或水解后生成芳伯氨基的药物在酸性溶液中与亚硝酸钠定量发生重氮化反应，生成重氮盐，可用永停滴定法指示反应终点。

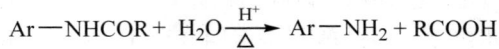

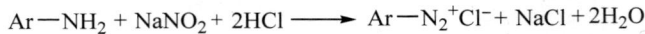

$$Ar-NHCOR + H_2O \xrightarrow[\triangle]{H^+} Ar-NH_2 + RCOOH$$

$$Ar-NH_2 + NaNO_2 + 2HCl \longrightarrow Ar-N_2^+Cl^- + NaCl + 2H_2O$$

2. 氯化物　盐酸克仑特罗是盐酸盐，加稀硝酸使成酸性后，游离出氯离子，滴加硝酸银试液，即生成白色凝乳状沉淀；分离，沉淀加氨试液即溶解，再加稀硝酸酸化后，沉淀复生成。

三、仪器与试药

1. 仪器　紫外-可见分光光度计。

2. 试药　盐酸克仑特罗栓、稀盐酸、0.1mol/L 亚硝酸钠溶液、碱性 β-萘酚试液、盐酸克仑特罗对照品、三氯甲烷、盐酸溶液（9→100）、0.5% 氨基磺酸铵溶液、0.1% 盐酸萘乙二胺溶液。

四、实验内容

（一）鉴别

取本品 5 粒，加水 10ml，置水浴上加热使基质融化，搅匀，放冷，分取水层，滤过，取

滤液备用。

1. 取供试品约 50mg，加稀盐酸 1ml，必要时缓缓煮沸使溶解，加 0.1mol/L 亚硝酸钠溶液数滴，加与 0.1mol/L 亚硝酸钠溶液等体积的 1mol/L 脲溶液，振摇 1min，滴加碱性 β-萘酚试液数滴，视供试品不同，生成由粉红到猩红色沉淀。

2. 本品的水溶液显氯化物鉴别的反应（《中国药典》通则 0301）。

（二）重量差异检查

取供试品 10 粒，精密称定总重量，求得平均粒重后，再分别精密称定每粒的重量。每粒重量与平均粒重相比较，按表 8-1 中的规定，超出重量差异限度的不得多于 1 粒，并不得超出限度 1 倍。

表 8-1　重量差异限度表

平均粒重或标示粒重	重量差异限度
1.0g 及 1.0g 以下	±10%
1.0g 以上至 3.0g	±7.5%
3.0g 以上	±5%

（三）含量测定

取本品 20 粒，精密称定，切成小片，精密称取适量（约相当于盐酸克仑特罗 0.36mg），置分液漏斗中，加温热的三氯甲烷 20ml 使溶解，用盐酸溶液（9→100）振摇提取 3 次（20、15、10ml），分取酸提取液，置 50ml 量瓶中，用盐酸溶液（9→100）稀释至刻度，摇匀，滤过，取续滤液，作为供试品溶液；另取盐酸克仑特罗对照品适量，精密称定，加盐酸溶液（9→100）溶解并定量稀释制成每 1ml 中含 7.2μg 的溶液，作为对照品溶液。精密量取对照品溶液与供试品溶液各 15ml，分别置 25ml 量瓶中，各加盐酸溶液（9→100）5ml 与 0.1% 亚硝酸钠溶液 1ml，摇匀，放置 3min，各加 0.5% 氨基磺酸铵溶液 1ml，摇匀，时时振摇 10min，再各加 0.1% 盐酸萘乙二胺溶液 1ml，摇匀，放置 10min，用盐酸溶液（9→100）稀释至刻度，摇匀，照紫外-可见分光光度法（通则 0401），在 500nm 的波长处分别测定吸光度，计算，即得。

本品含盐酸克仑特罗（$C_{12}H_{18}Cl_2N_2O \cdot HCl$）应为标示量的 85.0%～115.0%。

五、注意事项

1. 栓剂系指原料药物与适宜基质制成供腔道给药的固体制剂。因施用腔道的不同，分为直肠栓、阴道栓和尿道栓。直肠栓为鱼雷形、圆锥形或圆柱形等；阴道栓为鸭嘴形、球形或卵形等；尿道栓一般为棒状。

栓剂常用基质为半合成脂肪酸甘油酯、可可豆脂、聚氧乙烯硬脂酸酯、聚氧乙烯山梨聚糖脂肪酸酯、氢化植物油、甘油明胶、泊洛沙姆、聚乙二醇类或其他适宜物质。根据需要可加入表面活性剂、稀释剂、润滑剂和抑菌剂等。

2. 由于环境因素对机械部分的影响，紫外-可见分光光度计的波长经常会略有变动，因此除应定期对所用的仪器进行全面校正检定外还应于测定前校正测定波长。仪器波长的允许误差为：紫外光区±1nm，500nm 附近±2nm。

3. 使用对照品进行比较时，应保证供试品和对照品在相同的条件下进行测量。这些条件包括波长的设定、狭缝宽度的调整、吸收池的位置和校正、透光率水平。

4. 注意石英比色皿的配对使用。

5. 读数后及时关闭光闸以保护光电管。

6. 本实验的含量测定采用对照品比较法。

六、讨论

1. 栓剂检查内容有哪些？

2. 盐酸克仑特罗有哪些毒副作用？

实验十 盐酸卡替洛尔滴眼液的鉴别、检查及含量测定

一、实验目的

1. 掌握盐酸卡替洛尔滴眼液的鉴别、检查的原理和方法。

2. 掌握滴眼液的含量测定步骤及计算方法。

二、实验原理

1. 薄层色谱法 鉴别时制备供试品溶液和对照标准溶液，在同一薄层板上点样、展开与检视，供试品色谱图中所显斑点的位置和颜色（或荧光）应与标准物质色谱图的斑点一致。必要时化学药品可采用供试品溶液与标准溶液混合点样、展开，与标准物质相应斑点应为单一、紧密斑点。

2. 紫外-可见分光光度法测定含量（对照品比较法） 测定时分别配制供试品溶液和对照品溶液，对照品溶液中所含被测成分的量应为供试品溶液中被测成分规定量的 $100\% \pm 10\%$，所用溶剂也应完全一致，在规定的波长处测定供试品溶液和对照品溶液的吸光度后，按下式计算供试品中被测溶液的浓度：

$$C_x = C_R \times (A_x / A_R)$$

式中，C_x 为供试品溶液的浓度；C_R 为对照品溶液的浓度；A_x 为供试品溶液的吸光度；A_R 为对照品溶液的吸光度。

三、仪器与试药

1. 仪器 紫外-可见分光光度计。

2. 试药 盐酸卡替洛尔滴眼液、硅胶 GF_{254}、三氯甲烷、甲醇、氨溶液、盐酸卡替洛尔对照品。

四、实验内容

（一）鉴别

1. 取本品，用水稀释制成每 1ml 中约含盐酸卡替洛尔 8μg 的溶液，照紫外-可见分光光度法（《中国药典》通则 0401）测定，在 215nm 与 252nm 的波长处有最大吸收。

2. 取本品，用水稀释制成每 1ml 中约含盐酸卡替洛尔 5mg 的溶液，作为供试品溶液；另

取盐酸卡替洛尔对照品适量，加水溶解并稀释制成每 1ml 中约含 5mg 的溶液，作为对照品溶液。照薄层色谱法（《中国药典》通则 0502）试验，吸取上述两种溶液各 2μl，分别点于同一硅胶 GF$_{254}$ 薄层板上，以三氯甲烷-甲醇-浓氨溶液（50:20:1）为展开剂，展开，晾干，置紫外光灯（254nm）下检视。供试品溶液主斑点的位置和颜色应与对照品溶液的主斑点一致。

（二）含量测定

精密量取本品适量，用水定量稀释制成每 1ml 中约含盐酸卡替洛尔 16μg 的溶液，照紫外-可见分光光度法（通则 0401），在 252mn 的波长处测定吸光度；另取盐酸卡替洛尔对照品适量，精密称定，加水溶解并稀释制成每 1ml 中约含盐酸卡替洛尔 16μg 的溶液，同法测定，计算，即得。

本品含盐酸卡替洛尔（C$_{16}$H$_{24}$N$_2$O$_3$·HCl）应为标示量的 95.0%～105.0%。

五、注意事项

1. 滴眼剂系指由原料药物与适宜辅料制成的供滴入眼内的无菌液体制剂。可分为溶液、混悬液或乳状液。

2. 薄层色谱法点样一般为圆点状或窄细的条带状，点样基线距底边 10～15mm，圆点状直径一般不大于 4mm。接触点样时注意勿损伤薄层表面。点间距离可视斑点扩散情况以相邻斑点互不干扰为宜，一般不少于 8mm。

3. 将点好供试品的薄层板放入展开缸中，浸入展开剂的深度为距原点 5mm 为宜，密闭。除另有规定外，一般上行展开 8～15cm。溶剂前沿达到规定的展距，取出薄层板，晾干，待检测。

4. 展开前如需要溶剂蒸气预平衡，可在展开缸中加入适量的展开剂，密闭，一般保持 15～30min。溶剂蒸气预平衡后，应迅速放入载有供试品的薄层板，立即密闭，展开。如需使展开缸达到溶剂蒸气饱和的状态，则须在展开缸的内壁贴与展开缸高、宽同样大小的滤纸，一端浸入展开剂中，密闭一定时间，使溶剂蒸气达到饱和再如法展开。

5. 本实验用带有荧光剂的薄层板（硅胶 GF$_{254}$ 板），对于在紫外光下有吸收的成分，可在紫外光灯（254nm）下观察荧光板面上的荧光物质淬灭形成的斑点。

6. 由于环境因素对机械部分的影响，紫外-可见分光光度计的波长经常会略有变动，因此除应定期对所用的仪器进行全面校正检定外，还应于测定前校正测定波长。仪器波长的允许误差为：紫外光区±1nm，500nm 附近±2nm。

7. 使用对照品进行比较时，应保证供试品和对照品在相同的条件下进行测量。这些条件包括波长的设定、狭缝宽度的调整、吸收池的位置和校正、透光率水平。

8. 注意石英比色皿的配对使用。

9. 读数后及时关闭光闸以保护光电管。

10. 本实验的含量测定采用对照品比较法。

六、讨论

1. 滴眼液检查内容有哪些？

2. 紫外-可见分光光度法含量测定各方法之间有什么优缺点？

3. 如何减少薄层色谱法中的边缘效应？

实验十一　盐酸异丙嗪的质量分析

一、实验目的

1. 掌握盐酸异丙嗪的鉴别及含量测定原理和方法。
2. 熟悉盐酸异丙嗪的检查方法。

二、实验原理

盐酸异丙嗪为（±）-N,N,α-三甲基-$10H$-吩噻嗪-10-乙胺盐酸盐。

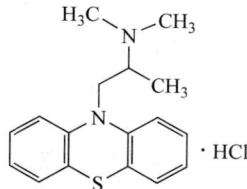

盐酸异丙嗪（$C_{17}H_{20}N_2S \cdot HCl$　320.89）

1. 鉴别　盐酸异丙嗪的鉴别采用官能团的化学反应鉴别和红外光谱特征鉴别。

（1）氧化显色反应　盐酸异丙嗪药物遇硫酸、硝酸、过氧化氢、三氯化铁试液等氧化剂时，反应产物会呈现不同颜色，从而用于该药物的鉴别。

（2）氯化物的鉴别反应　盐酸异丙嗪为盐酸盐，应显氯化物的鉴别反应。

（3）红外分光光度法　红外分光光度法具有专属性强、重复性好、灵敏度高、试样用量少，适用于固态、液态或气态样品等优点，广泛用于药物的鉴别反应。《中国药典》利用红外分光光度法鉴别盐酸异丙嗪。

2. 检查　盐酸异丙嗪在合成的过程中，引入的有关物质可能为残留的中间产物 3-氯二苯胺（Ⅰ）和 2-氯-$10H$-吩噻嗪（Ⅱ）；也可能为多种其他烷基化吩噻嗪的副产物，如 3-（2-氯-$10H$-吩噻嗪-10-基）-N-甲基-1-丙胺（Ⅲ）等。同时，由于盐酸异丙嗪不稳定，因贮藏不当或存放时间过久也可能引入氧化产物，如 3-（2-氯-$10H$-吩噻嗪-10-基）-N,N-二甲基-1-丙胺-S-氧化物（Ⅳ）和 3-（2-氯-$10H$-吩噻嗪-10-基）-N,N-二甲基-1-丙胺-N-氧化物（Ⅴ）。

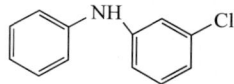

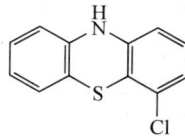

Ⅰ　　　　　　　　　　　　　Ⅱ

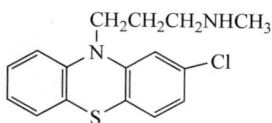

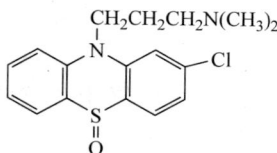

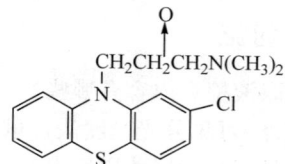

Ⅲ　　　　　　　Ⅳ　　　　　　　Ⅴ

《中国药典》利用高效液相色谱法对盐酸异丙嗪的有关物质进行检查。

3. 含量测定 吩噻嗪类药物盐酸盐的水溶液显酸性，可以在乙醇-水溶液介质中，用氢氧化钠作为滴定液测定其含量。在水中，吩噻嗪类药物的盐酸盐与氢氧化钠发生中和反应，生成的吩噻嗪类药物溶于乙醇，反应可定量进行。《中国药典》利用该方法对盐酸异丙嗪进行含量测定。在反应体系中加入适量的盐酸，利用电位法指示终点。根据滴定曲线上两个等当点间相应的氢氧化钠滴定液的体积进行计算盐酸异丙嗪的含量。

第一个等当点：

$$H^+Cl^- + NaOH \longrightarrow NaCl + H_2O$$

第二个等当点：

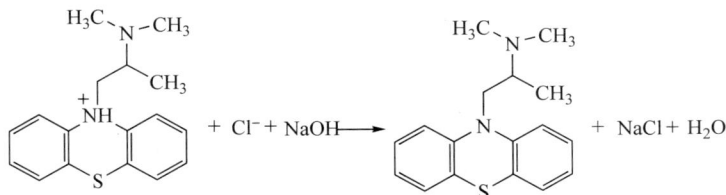

三、仪器与试药

1. 仪器 紫外-可见分光光度计、高效液相色谱仪、红外分光光度计、纳氏比色管、量瓶、分析天平、移液管、酸度计、微量进样器、坩埚、马弗炉、干燥器、碱式滴定管、称量瓶、磁力搅拌器。

2. 试药 盐酸异丙嗪、硫酸、硝酸、蒸馏水、乙腈、0.5% 三氟乙酸、0.01mol/L 盐酸溶液、乙醇、0.1mol/L 氢氧化钠滴定液。

四、实验内容

1. 性状 盐酸异丙嗪为白色或类白色的粉末或颗粒；几乎无臭，味苦；在空气中日久变色，显蓝色。盐酸异丙嗪在水中极易溶解，在乙醇或三氯甲烷中易溶，在丙酮或乙醚中几乎不溶。

取本品，精密称定，加 0.01mol/L 盐酸溶液溶解并定量稀释制成 1ml 中约含 6μg 的溶液，照紫外-可见分光光度法，在 249nm 的波长处测定吸光度，吸收系数（$E_{1\,cm}^{1\%}$）为 883~937。

2. 鉴别

（1）取本品约 5mg，加硫酸 5ml 溶解后，溶液显樱桃红色；放置后，色渐变深。

（2）取本品约 0.1g，加水 3ml 溶解后，加硝酸 1ml，即生成红色沉淀；加热，沉淀即溶解，溶液由红色变为橙黄色。

（3）本品的红外光吸收图谱应与对照的图谱一致。

（4）本品的水溶液显氯化物的鉴别反应。

3. 检查

（1）**酸度** 取本品 0.50g，加水 10ml 溶解后，依法测定，pH 值应为 4.0~5.0。

（2）**溶液的澄清度与颜色** 取本品 1.0g，加水 10ml 溶解后，溶液应澄清无色。如显浑浊，与 1 号浊度标准液比较，不得更浓；如显色，与黄色 2 号标准比色液比较，不得更深。

（3）**有关物质** 避光操作。取本品，加 0.1mol/L 盐酸溶液溶解并稀释制成每 1ml 中约含

0.2mg 的溶液，作为供试品溶液；精密量取 1ml，置 100ml 量瓶中，用 0.1mol/L 盐酸溶液稀释至刻度，摇匀，作为对照溶液。照高效液相色谱法（通则 0512）试验，用十八烷基硅烷键合硅胶为填充剂，以水（用冰醋酸调节 pH 值至 2.3）－甲醇（55:45）为流动相，检测波长为 254nm。理论板数按盐酸异丙嗪峰计算不低于 3000，盐酸异丙嗪峰与相对保留时间 1.1～1.2 的杂质峰的分离度应大于 2.0。精密量取供试品溶液与对照溶液各 20μl，分别注入液相色谱仪，记录色谱图至主成分色谱峰保留时间的 3 倍。供试品溶液色谱图中如有杂质峰，各杂质峰面积的和不得大于对照溶液主峰面积（1.0%）。

（4）干燥失重　取本品，在 105℃ 干燥至恒重，减失重量不得过 0.5%。

（5）炽灼残渣　不得过 0.1%。

4. 含量测定　取本品约 0.25g，精密称定，加 0.01mol/L 盐酸溶液 5ml 与乙醇 50ml 使溶解。照电位滴定法，用氢氧化钠滴定液（0.1mol/L）滴定，出现第一个突跃点时记下消耗的毫升数 V_1，继续滴定至出现第二个突跃点时记下消耗的毫升数 V_2，V_2 与 V_1 之差即为本品消耗滴定液的体积。每 1ml 氢氧化钠滴定液（0.1mol/L）相当于 32.09mg 的 $C_{17}H_{20}N_2S \cdot HCl$。

五、注意事项

1. 比色、比浊操作，一般在纳氏比色管中进行。选用比色管时，必须注意使样品管与标准管的体积相等，玻璃色泽一致，管上的刻度均匀。比色、比浊前通过旋摇的方式使比色管内液体充分混匀。

2. 供试品溶液和对照溶液注入高效液相色谱仪之前须过微孔滤膜。

3. 流动相使用之前，须用微孔滤膜滤过，除去固体颗粒；还要进行脱气。

六、讨论

1. 盐酸异丙嗪检查项下有哪些内容？

2. 盐酸异丙嗪进行干燥失重的步骤和注意事项是什么？

实验十二　维生素 A 软胶囊的质量分析

一、实验目的

1. 掌握软胶囊制剂分析的基本操作。

2. 熟悉三点校正法测定维生素 A 含量的基本原理及校正公式的应用。

二、实验原理

维生素 A 软胶囊是取维生素 A，加精炼食用植物油（在 0℃ 左右脱去固体脂肪）溶解并调整浓度后制成。每粒含维生素 A 应为标示量的 90.0%～120.0%。

维生素 A 在 325～328nm 的波长范围内具有最大吸收，可用于含量测定。维生素 A 主要是全反式维生素 A，但是其原料中常混有其他杂质，且维生素 A 制剂中常含有稀释用油，这些杂质在紫外区也有吸收，干扰维生素 A 的含量测定。因此采用三点校正紫外-可见分光光度法测定其含量，在一定情况下可消除杂质的干扰。

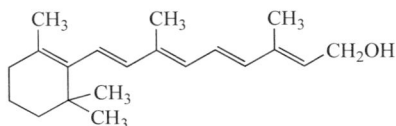

维生素A醇（C$_{20}$H$_{30}$O, 286.45）

三、仪器与试药

1. 仪器　分析天平、干燥注射器、干燥洁净刀片、干燥小烧杯、棕色量瓶、紫外–可见分光光度计。

2. 试药　维生素A软胶囊、三氯化锑、环己烷、乙醚。

四、实验内容

1. 鉴别　取本品内容物，用三氯甲烷稀释成每1ml中含维生素A 10～20IU的溶液，取1ml，加25%三氯化锑的三氯甲烷溶液2ml，即显蓝色，渐变成紫红色。观察并记录实验现象。

2. 检查　装量差异　取软胶囊20粒，精密称定，用注射器将内容物抽出，再用剪刀将丸壳剪成两半，用乙醚逐个洗涤丸壳3次，置50ml烧杯中，再用乙醚浸洗1～2次，置通风处，使乙醚自然挥尽，精密称定囊壳重，求出胶囊内容物的平均装量。

3. 含量测定　取维生素A胶囊内容物，精密称定，用环己烷溶解并定量稀释制成每1ml中含9～15IU的溶液。照紫外–可见分光光度法，测定其吸收峰的波长，并在表8-2所列各波长处测定吸光度，计算各吸光度与波长328nm处吸光度的比值和波长处328nm处的$E_{1\,cm}^{1\%}$值。

表8-2　数据表

波长（nm）	300	316	328	340	360
吸光度比值	0.555	0.907	1.000	0.811	0.299

如果吸收峰波长在326～329nm之间，且所测得各波长吸光度比值不超过表中规定值的±0.02，可用下式计算含量：

$$每1g供试品中含有的维生素A的单位 = E_{1\,cm}^{1\%}（328nm）×1900$$

如果吸收峰波长在326～329nm之间，但所测得的各波长吸光度比值超过表8-2中规定值的±0.02，应按下式求出校正后的吸光度。

$$A_{328（校正）} = 3.52(2A_{328}-A_{316}-A_{340})$$

并根据校正值与未校正值的差异情况确定是否采用校正值计算，然后再按上述公式计算供试品中维生素A的含量。

如果$\dfrac{A_{328（校正）}-A_{328}}{A_{328}}×100\%$在±3.0%之间，则仍不用校正公式计算吸光度，而直接用A_{328}进行计算。

如果$\dfrac{A_{328（校正）}-A_{328}}{A_{328}}×100\%$在-15%～-3%之间，则需要用$A_{328（校正）}$进行计算。

如果$\dfrac{A_{328（校正）}-A_{328}}{A_{328}}×100\%$小于-15%或大于+3%，则不能用本法测定，而应采用皂化法测定含量。

$$维生素 A 相当于标示量\% = \frac{每 1\,g 内容物含维生素 A 的单位数 \times 平均装量}{标示量} \times 100\%$$

五、注意事项

1. 维生素 A 遇光易氧化变质，测定应在半暗室中快速进行。

2. 采用三点校正法，仪器波长的准确性对测定结果有较大影响，测定前应对仪器波长进行校正。

六、讨论

计算式中"每 1g 供试品中含有的维生素 A 的单位 = $E_{1\,cm}^{1\%}$（328nm）×1900"，解释 1900 的意义和来历。

实验十三　复方左炔诺孕酮片的质量分析

一、实验目的

1. 掌握复方左炔诺孕酮片的鉴别及含量测定方法。

2. 熟悉复方左炔诺孕酮片的杂质检查方法。

3. 了解复方左炔诺孕酮片的处方组成和性质。

二、实验原理

复方左炔诺孕酮片为糖衣片或薄膜衣片，除去包衣后显白色或类白色。每片中含左炔诺孕酮（$C_{21}H_{28}O_2$）应为标示量的 90.0% ~ 115.0%；炔雌醇（$C_{20}H_{24}O_2$）均应为标示量的 95.0% ~ 115.0%。

处方组成为：

左炔诺孕酮	6g
炔雌醇	3g
制成	1000 片

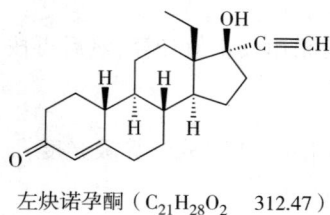

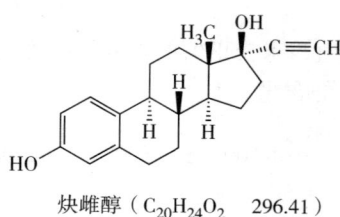

左炔诺孕酮（$C_{21}H_{28}O_2$　312.47）　　　炔雌醇（$C_{20}H_{24}O_2$　296.41）

1. 鉴别

（1）本品含有的左炔诺孕酮与炔雌醇均具甾体的骨架，可与三硝基酚等显色剂作用显棕黄色，该反应可用于本品的鉴别。

（2）本品含有的左炔诺孕酮与雌醇均为左旋异构体，其比旋度分别为-30°至-35°与-26°

至 −31°，故可用旋光度鉴别。

（3）利用甾体激素的薄层色谱特性，可以使用相应的对照品，对其进行鉴别。

2. 检查 基于复方左炔诺孕酮片的特点，可选用高效液色谱法进行复方左炔诺孕酮片的溶出度检查。

3. 含量测定 基于左炔诺酮化学结构与理化性质，可选用高效液相色谱法进行复方左炔诺孕酮片的含量测定。

三、仪器与试药

1. 仪器 高效液相色谱仪、超声振荡器、荧光检测器、旋光仪、微量旋光管、恒温水浴箱、G4 垂熔漏斗。

2. 试药 复方左炔诺孕酮片、左炔诺孕酮对照品、炔雌醇对照品、聚山梨酯 80、硅胶 G、碱性三硝基苯酚溶液、硫酸、三氯甲烷、甲醇、无水乙醇、乙腈。

四、实验内容

1. 鉴别

（1）取本品 5 片，研细，加三氯甲烷 10ml 充分搅拌后，滤过，取滤液 2ml，加碱性三硝基苯酚溶液（取 0.6% 三硝基苯酚乙醇溶液、7% 氢氧化钠溶液与稀乙醇，临用前等量混合）2ml，放置 30min 后，溶液呈棕黄色。观察并记录实验现象。

（2）取本品细粉适量（约相当于左炔诺孕酮 15mg），分次加三氯甲烷约 200ml，充分搅拌后，用 G4 垂熔漏斗减压滤过，用三氯甲烷洗涤滤渣与滤器，合并滤液，置水浴上蒸干，放冷，精密加三氯甲烷 2ml，用 1dm 的微量旋光管依法测定（《中国药典》通则 0621），应为左旋，并不得低于 0.18°。

（3）取本品 5 片，研细，加三氯甲烷 10ml，充分搅拌后，滤过，滤液蒸干，精密加三氯甲烷 1ml 使左炔诺孕酮与炔雌醇溶解，作为供试品溶液；另取左炔诺孕酮与炔雌醇对照品，加三氯甲烷溶解并稀释制成每 1ml 中约含左炔诺孕酮 0.75mg 与炔雌醇 0.15mg 的溶液，作为对照品溶液。照薄层色谱法（《中国药典》通则 0511）试验，吸取上述两种溶液各 30μl，分别点于同一硅胶 G 薄层板上，以三氯甲烷 - 甲醇（9:1）为展开剂，展开，晾干，喷以硫酸 - 无水乙醇（1:1）混合液，在 105℃加热使显色。供试品溶液所显两个成分的主斑点的位置和颜色应与对照品溶液相应的主斑点相同。

2. 检查 溶出度 取本品，照溶出度与释放度测定法（《中国药典》通则 0931 第二法），以 0.0005% 聚山梨酯 80 溶液 500ml 为溶出介质，转速为每分钟 75 转，依法操作，经 60min 时，取溶液 30ml，滤过，弃去初滤液 20ml，取续滤液作为供试品溶液。照高效液相色谱法（《中国药典》通则 0512）测定。用十八烷基硅烷键合硅胶为填充剂，以乙腈 - 水（60:40）为流动相，左炔诺孕酮的检测波长为 247nm。炔雌醇用荧光检测器测定，激发波长为 285nm，发射波长为 310nm。理论板数按左炔诺孕酮峰计算不低于 5000。精密量取供试品溶液 10μl 注入液相色谱仪，记录色谱图；另取左炔诺孕酮对照品，精密称定，加乙醇适量，超声处理使溶解，放冷，并定量稀释制成每 1ml 中含 0.75mg 的溶液，作为对照品贮备液（1）；取炔雌醇对照品，精密称定，加乙醇适量，超声处理使溶解，放冷，并定量稀释制成每 1ml 中含 0.15mg 的溶液，作为对照品贮备液（2）。精密量取对照品贮备液（1）、（2）各 2ml，置 100ml 量瓶中，用乙腈 - 溶出介质（1:1）稀释至刻度，摇匀。精密量取 2ml，置 100ml 量瓶中，用溶出介质稀释至刻度，摇匀，作为对照品溶液，同法测定。按外标法以峰面积计算每片的溶出量。左炔诺孕酮与炔雌醇的限度均为标示量的60%，应符合规定。

3. 含量测定 照高效液相色谱法（《中国药典》通则0512）测定。

色谱条件与系统适用性试验 用十八烷基硅烷键合硅胶为填充剂；以乙腈-水（60:40）为流动相；检测波长为220mn。理论板数按左炔诺孕酮峰计算不低于5000，左炔诺孕酮峰与炔雌醇峰的分离度应不小于2.5。

测定法 取本品10片，分别置10ml量瓶中，加流动相适量，超声处理40min并不时振摇使左炔诺孕酮与炔雌醇溶解，放冷，用流动相稀释至刻度，摇匀，滤过，精密量取续滤液50μl注入液相色谱仪，记录色谱图；另取左炔诺孕酮与炔雌醇对照品，精密称定，加乙腈，超声处理使溶解，放冷，并定量稀释制成每1ml中含左炔诺孕酮0.75mg与炔雌醇0.15mg的溶液，精密量取2ml，置100ml量瓶中，用流动相稀释至刻度，摇匀，同法测定。按外标法以峰面积分别计算每片中左炔诺孕酮与炔雌醇的含量。

五、注意事项

1. 使用旋光管时注意两端旋盖不应拧得太紧，以免产生应力而影响测定结果。使用微量旋光管时应特别小心，避免污损。

2. 硫酸-无水乙醇（1:1）混合液的配制，临用前等量混合。配制操作要求，先加无水乙醇，再缓慢加入硫酸，边加边轻轻搅拌，混匀，放冷，以避免硫酸放热灼烧伤人。

六、讨论

1. 对于复方左炔诺酮片溶出度测定与含量测定方法的差异，是否可以考虑进一步优化《中国药典》方法？请说明之。

2. 基于复方左炔诺孕酮片中激素类药物组成成分的结构特点，如何选择化学显色鉴别方法？

3. 高效液相色谱法测定药物含量的方法有哪些？

实验十四　甲睾酮片的质量分析

一、实验目的

1. 掌握甲睾酮片的鉴别及含量测定方法。
2. 熟悉甲睾酮的杂质检查方法。

二、实验原理

甲睾酮片为白色片，每片中含甲睾酮（$C_{20}H_{30}O_2$）应为标示量的90.0%～110.0%。

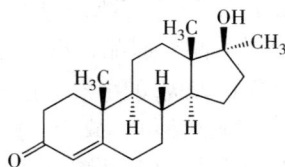

甲睾酮（$C_{20}H_{30}O_2$　302.46）

1. 甲睾酮片的鉴别反应

（1）本品含有甲睾酮，其酮基在酸性条件下先质子化形成正碳离子，然后与 HSO_4^- 结合呈色。此外，由于甾体中存在共轭 π 键等结构，HSO_4^- 本身也存在 π 键并与碳正离子结合，使其对光有特征吸收，因此产生不同的颜色。加水后，由于水解作用，产物结构发生变化，光特征吸收波长发生了移动，因此颜色也随之改变。该反应可用于本品的鉴别。

（2）本品含有的甲睾酮为右旋异构体，其比旋度分别为+79°~+85°，故可用旋光度鉴别。

2. 甲睾酮片的检查方法　基于甲睾酮片的特点，可选用紫外-可见分光光度法进行甲睾酮片的溶出度检查。

3. 甲睾酮片的含量测定方法　是基于甲睾酮化学结构与理化性质，可选用高效液相色谱法进行甲睾酮片的含量测定。

三、仪器与试药

1. 仪器　高效液相色谱仪、超声振荡器、荧光检测器、旋光仪、微量旋光管、恒温水浴箱、G4 垂熔漏斗。

2. 试药　甲睾酮片、甲睾酮对照品、睾酮对照品、硫酸、三氯甲烷、甲醇、乙醇、纯水。

四、实验内容

1. 鉴别

（1）取甲睾酮片 5 片，研细，取细粉适量（约相当于甲睾酮 10mg）加三氯甲烷 10ml 充分搅拌使甲睾酮溶解，滤过，滤液置水浴上蒸干，加硫酸-乙醇（2:1）1ml 使溶解。观察并记录实验现象。

（2）取甲睾酮片细粉适量（约相当于甲睾酮 20mg），分次加三氯甲烷约 200ml，充分搅拌后，用 G4 垂熔漏斗减压滤过，用三氯甲烷洗涤滤渣与滤器，合并滤液，置水浴上蒸干，放冷，精密加三氯甲烷 2ml，用 1dm 的微量旋光管依法测定（《中国药典》通则 0621），比旋度为+79°~+85°。

2. 检查

（1）有关物质　取甲睾酮适量，用甲醇溶解并定量稀释制成每 1ml 中约含 0.6mg 的溶液，作为供试品溶液；精密量取 2ml，置 100ml 量瓶中，用甲醇稀释至刻度，摇匀，作为对照溶液。照含量测定项下的色谱条件，取对照溶液 10μl 注入液相色谱仪，调节检测灵敏度，使主成分色谱峰的峰高约为满量程的 25%。精密量取供试品溶液与对照溶液各 10μl，分别注入液相色谱仪，记录色谱图至主成分峰保留时间的 2 倍。供试品溶液的色谱图中如有杂质峰，不得多于 3 个，单个杂质峰面积不得大于对照溶液主峰面积的 1/2，各杂质峰面积的和不得大于对照溶液主峰面积的 3/4（面积为对照溶液主峰面积 1/40 以下的杂质峰忽略不计）。

（2）溶出度　取甲睾酮片，照溶出度与释放度测定法（《中国药典》通则 0931 第二法），以乙醇溶液（5→100）500ml 为溶出介质，转速为 100r/min，依法操作，经 45min 时，取溶液 30ml，滤过，弃去初滤液 20ml，取续滤液作为供试品溶液。照紫外-可见分光光度法（《中国药典》通则 0401）在 249nm 波长处测定吸光度。另取甲睾酮对照品，精密称定，加乙醇溶液（5→100）溶解并定量稀释制成每 1ml 中约含 10g 的溶液，同法测定，计算每片的溶出量。限度为标示量的 75%，应符合规定。

3. 含量测定　照高效液相色谱法（《中国药典》通则 0502）测定。

色谱条件与系统适用性试验　用十八烷基硅烷键合硅胶为填充剂；以甲醇–水（72∶28）为流动相；检测波长为241nm。取甲睾酮与睾酮对照品适量，用甲醇溶解并定量稀释制成每1ml中分别约含0.1mg的溶液，作为系统适用性试验溶液，量取10μl，注入液相色谱仪，记录色谱图，理论板数按甲睾酮峰计算不低于1500，甲睾酮峰与睾酮峰的分离度应大于2.0。

测定法　取本品约10mg，精密称定，置100ml量瓶中，以甲醇溶解并稀释至刻度，摇匀；精密量取10μl注入液相色谱仪，记录色谱图；另取甲睾酮对照品适量，同法测定。按外标法以峰面积计算，即得。

五、注意事项

1. 使用旋光管时注意两端旋盖不应拧得太紧，以免产生应力而影响测定结果。使用微量旋光管时应特别小心，避免污损。

2. 硫酸–乙醇（2:1）混合液的配制，临用前等量混合。配制操作要求，先加乙醇，再缓慢加入硫酸，边加边轻轻搅拌，混匀，放冷，以避免硫酸放热灼烧伤人。

六、讨论

1. 对于甲睾酮片溶出度测定与含量测定方法的差异，是否可以考虑进一步优化《中国药典》方法？请说明之。

2. 高效液相色谱法测定药物含量的方法有哪些？

实验十五　盐酸克林霉素的质量分析

一、实验目的

1. 学习内标法和外标法测定组分的含量。

2. 了解高效液相色谱仪的结构及正确使用。

二、实验原理

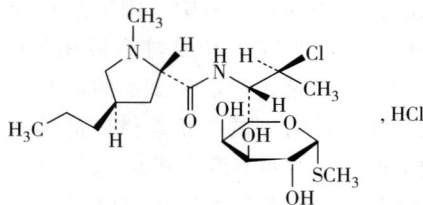

盐酸克林霉素（$C_{18}H_{33}ClN_2O_5S \cdot HCl$　461.44）

盐酸克林霉素为7-氯-6,7,8-三脱氧-6-（1-甲基-反-4-丙基-L-2-吡咯烷甲酰氨基）-1-硫代-L-苏式-α-D-吡喃半乳辛糖甲苷盐酸盐。按无水物计算，含克林霉素（$C_{18}H_{33}ClN_2O_5S$）不得少于83.0%。

三、仪器与试药

1. 仪器　高效液相色谱仪。

2. 试药 克林霉素、克林霉素对照品、林可霉素对照品、甲醇（色谱纯）、乙酸乙酯、甲酸、磷酸二氢钾溶液、乙腈、纯水。

四、实验内容

（一）性状

本品为白色结晶性粉末；无臭。本品在水中极易溶解，在甲醇或吡啶中易溶，在乙醇中微溶，在丙酮中几乎不溶。

比旋度 取本品，精密称定，加水溶解并定量稀释制成每 1ml 中约含 40mg 的溶液，依法测定（《中国药典》通则 0621），比旋度为 +135°~+150°。

（二）鉴别

1. 取本品与克林霉素对照品适量，分别加甲醇制成每 1ml 中约含 10mg 的溶液，作为供试品溶液和对照品溶液；另取克林霉素对照品和林可霉素对照品适量，加甲醇制成每 1ml 中约含克林霉素 10mg 和林可霉素 10mg 的混合溶液，照薄层色谱法（《中国药典》通则 0502）试验，吸取上述三种溶液各 2μl，分别点于同一硅胶 G 薄层板上，以乙酸乙酯-甲酸（1.5:1）为展开剂，展开，晾干，置碘蒸气中显色。混合溶液应显示两个清晰分离的斑点。供试品溶液所显主斑点的位置和颜色应与对照品溶液主斑点的位置和颜色一致。

2. 本品的红外光吸收图谱应与对照的图谱（光谱集 352 图）一致。如发现在 1680~1050cm^{-1} 处的吸收峰与对照的图谱不一致时，可取本品适量，加少量甲醇溶解后，在水浴上蒸干，减压干燥后测定。

（三）检查

1. 酸度 取本品，加水制成每 1ml 中含 0.1g 的溶液，依法检查（《中国药典》通则 0631），pH 值应为 3.0~5.5。

2. 有关物质 取本品适量，加流动相溶解并稀释制成每 1ml 中含 4.0mg 的溶液，作为供试品溶液；精密量取适量，用流动相定量稀释制成每 1ml 中约含 80μg 溶液，作为对照溶液。照含量测定项下的色谱条件，精密量取供试品溶液和对照溶液各 20μl，分别注入液相色谱仪，记录色谱图至主成分峰保留时间的 2 倍。供试品溶液色谱图中如有杂质峰，林可霉素（相对保留时间约为 0.4）峰面积不得大于对照溶液主峰面积的 0.5 倍（1.0%），克林霉素 B（相对保留时间约为 0.65）峰面积不得大于对照溶液主峰面积（2.0%），7-差向克林霉素（相对保留时间约为 0.8）峰面积不得大于对照溶液主峰面积的 0.75 倍（1.5%），其他单个杂质峰面积不得大于对照溶液主峰面积的 0.25 倍（0.5%），各杂质峰面积的和不得大于对照溶液主峰面积的 3 倍（6.0%）。

3. 水分 取本品，照水分测定法（《中国药典》通则 0832 第一法 1）测定，含水分不得过 6.0%。

4. 炽灼残渣 本品炽灼残渣不得过 0.5%（《中国药典》通则 0841）。

（四）含量测定

照高效液相色谱法（《中国药典》通则 0512）测定。

色谱条件与系统适用性试验 用十八烷基硅烷键合硅胶为填充剂；以磷酸二氢钾溶液（每 1ml 中含磷酸二氢钾 6.8mg，用 25% 的氢氧化钾溶液调节 pH 值至 7.5）-乙腈（55:45）为流动相；检测波长为 210nm；取克林霉素对照品适量，加流动相溶解并稀释制成每 1ml 中含

4.0mg 的溶液，取 20μl 注入液相色谱仪，记录色谱图；克林霉素主峰的保留时间约为 10min。克林霉素 B 峰（相对保留时间约为 0.65）与 7-差向克林霉素峰（相对保留时间约为 0.8）和 7-差向克林霉素峰与克林霉素峰间的分离度均应大于 3.0。

测定法 取本品约 50mg，精密称定，置 50ml 量瓶中，加流动相溶解并稀释至刻度，摇匀，作为供试品溶液，精密量取 20μl 注入液相色谱仪，记录色谱图；另取克林霉素对照品适量，同法测定。按外标法以峰面积计算 $C_{18}H_{33}ClN_2O_5S$ 的含量。

五、注意事项

1. 使用高效液相色谱仪应严格遵守操作规程。
2. 高效液相色谱法所用试剂应为色谱级，流动相应过滤与脱气。
3. 柱压升高，应及时检查色谱仪各部分是否发生阻塞；柱压降低，是否发生漏液。

实验十六　各种色谱分析方法用于盐酸罗哌卡因的光学纯度检查的研究

一、实验目的

1. 掌握盐酸罗哌卡因的各种光学纯度检查的原理和方法。
2. 寻找检查 R-盐酸罗哌卡因杂质限量的最优分析方法。
3. 熟悉各种仪器的操作使用。

二、实验原理

盐酸罗哌卡因分子结构中存在 1 个手性碳，存在 R-(+)-对映异构体，其心脏毒性较大，因此在生产过程中应该严格控制其含量。本实验拟利用 S、R-盐酸罗哌卡因物理化学性质差异采用多种色谱、光谱手段综合分析，并比较优劣。

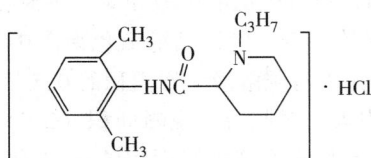

盐酸罗哌卡因（$C_{17}H_{26}N_2O \cdot HCl$　310.88）

三、仪器与试药

1. **仪器**　GC/MS 色谱质谱联用仪、LC/MS 色谱质谱联用仪、旋光光度计、毛细管电泳仪。

2. **试药**　盐酸罗哌卡因注射液及其他分析纯试剂。

四、实验内容

1. 检索并制定 GC/MS 色谱质谱联用仪检测盐酸罗哌卡因的光学纯度检查分析方法。
2. 检索并制定 LC/MS 色谱质谱联用仪检测盐酸罗哌卡因的光学纯度检查分析方法。

3. 检索并制定旋光光度计检测盐酸罗哌卡因的光学纯度检查分析方法。

4. 检索并制定毛细管电泳法检测盐酸罗哌卡因的光学纯度检查分析方法。

5. 分别采用各法测定盐酸罗哌卡因的光学纯度。

五、注意事项

1. 在检查过程中，重点考察各种分析方法准确性、检测限、费效比等方面，全面评价在对映体分离方面各法的特点。

2. 不同的立体异构体在体内的药效学、药代动力学和毒理学性质不同，并表现出不同的治疗作用与不良反应，研究与开发手性药物是当今药物化学的发展趋势。随着合理药物设计思想的日益深入，化合物结构趋于复杂，手性药物出现的可能性越来越大；另一方面，用单一异构体代替临床应用的混旋体药物，实现手性转换，也是开发新药的途径之一。

六、讨论

1. 手性拆分技术有哪些？

2. 比较各类分析方法在杂质旋光度检查中的优缺点。

实验十七　桂枝茯苓胶囊质量标准研究

一、实验目的

1. 掌握中药制剂质量标准的内容。

2. 掌握如何根据处方和功能主治合理选择分析成分及相应的分析方法。

二、实验条件

【处方】　桂枝 240g　　茯苓 240g　　牡丹皮 240g　　桃仁 240g　　白芍 240g

【制法】　以上五味，取茯苓 192g，粉碎成细粉；牡丹皮用水蒸气蒸馏，收集蒸馏液，分取挥发性成分，备用；药渣与桂枝、白芍、桃仁及剩余的茯苓用 90% 乙醇提取两次，合并提取液，回收乙醇至无醇味，减压浓缩至适量；药渣再加水煎煮两次，滤过，合并滤液，减压浓缩至适量，与上述浓缩液合并，与茯苓细粉混匀，干燥，粉碎，加入适量的糊精，制颗粒，干燥，加入牡丹皮挥发性成分，混匀，装入胶囊，制成 1000 粒，即得。

【性状】　本品为硬胶囊，内容物为棕黄色至棕褐色的颗粒和粉末；气微香，味微苦。

【功能主治】　活血，化瘀，消癥。用于妇人瘀血阻络所致癥块、经闭、痛经、产后恶露不尽；子宫肌瘤，慢性盆腔炎包块，痛经，子宫内膜异位症，卵巢囊肿见上述证候者；也可用于女性乳腺囊性增生病属瘀血阻络证，症见乳房疼痛、乳房肿块、胸胁胀闷；或用于前列腺增生属瘀阻膀胱证，症见小便不爽、尿细如线或点滴而下、小腹胀痛者。

【规格】　每粒装 0.31g

三、仪器与试药

1. 仪器　气相色谱仪、高效液相色谱仪、鼓风干燥箱、超声波清洗器、显微镜、索氏提取器、酒精灯、硅胶 G 薄层板、硅胶 GF_{254} 薄层板、展开缸、具塞锥形瓶、移液管、玻璃漏斗等。

2. 试药 乙腈（色谱纯）、甲醇（色谱纯）、甲醇、乙醇、乙醚、环己烷、乙酸乙酯、三氯甲烷、三乙胺、盐酸、磷酸、三氯化铁、水合氯醛、茴香醛试液、硅胶 G、硅胶 GF$_{254}$ 等。

桂皮醛对照品、芍药苷对照品、丹皮酚对照品、苦杏仁苷对照品、牡丹皮对照药材、白芍对照药材（中国食品药品检定研究院），桂枝茯苓胶囊。

四、实验内容

（一）鉴别试验

1. 显微鉴别 取本品内容物，置显微镜下观察。不规则分枝状团块无色，遇水合氯醛试液溶化；菌丝无色或淡棕色，直径 4~6μm（茯苓）。

2. 牡丹皮的鉴别 取本品内容物 2g，置索氏提取器中，加乙醚适量，加热回流提取 2h，放冷，取提取液低温挥干，残渣加甲醇 1ml 使溶解，作为供试品溶液。另取牡丹皮对照药材 1g，同法制成对照药材溶液。吸取上述两种溶液各 5μl，分别点于同一硅胶 G 薄层板上，以环己烷-乙酸乙酯（3:1）为展开剂，展开，取出，晾干，喷以盐酸酸性 5% 三氯化铁乙醇溶液，在 105℃加热至斑点显色清晰。供试品色谱中，在与对照药材色谱相应的位置上，显相同颜色的斑点。

3. 白芍的鉴别 取本品内容物 2g，置索氏提取器中，加甲醇适量，加热回流提取 2h，放冷，提取液浓缩至约 2ml，作为供试品溶液。另取白芍对照药材 1g，同法制成对照药材溶液。吸取上述两种溶液各 5μl，分别点于同一硅胶 GF$_{254}$ 薄层板上，以三氯甲烷-甲醇-水（26:14:5）的下层溶液为展开剂，展开，取出，晾干，喷以茴香醛试液，在 105℃加热至斑点显色清晰。供试品色谱中，在与对照药材色谱相应的位置上，显相同颜色的主斑点。

4. 桂枝的鉴别 取桂皮醛对照品，加 50% 乙醇制成每 1ml 含 50μg 的溶液，作为对照品溶液。以 5% 二苯基、95% 二甲基聚硅氧烷为固定相的毛细管柱（柱长为 30m，内径为 0.32mm，膜厚度为 0.25μm），柱温为 150℃。分别吸取对照品溶液和"含量测定"项下的供试品溶液各 1μl，注入气相色谱仪。供试品色谱中应呈现与对照品色谱峰保留时间相同的色谱峰。

（二）指纹图谱

色谱条件与色谱适用性试验 以十八烷基硅烷键合硅胶为填充剂；以含 0.1% 磷酸及 50% 乙腈的水溶液为流动相 A，以含 0.1% 磷酸及 5% 乙腈的水溶液为流动相 B，按表 8-3 中的规定进行梯度洗脱；流速为 1ml/min；检测波长 230nm。理论板数按参照物（芍药苷）峰计算应不低于 6000。

表 8-3 流动相条件

时间（min）	流动相 A（%）	流动相 B（%）
0~70	0→100	100→0

对照品溶液制备 取芍药苷对照品适量，精密称定，加甲醇制成每 1ml 含 50μg 的溶液，即得。

供试品溶液制备 取本品内容物适量，混匀，研细，取约 0.25g，置具塞锥形瓶中，精密加入甲醇 25ml，超声处理（功率 720W，频率 50kHz）30min，滤过，取续滤液，即得。

测定法 分别精密吸取对照品溶液及供试品溶液各 10μl，注入液相色谱仪，记录色谱图

（图 8-2），即得。

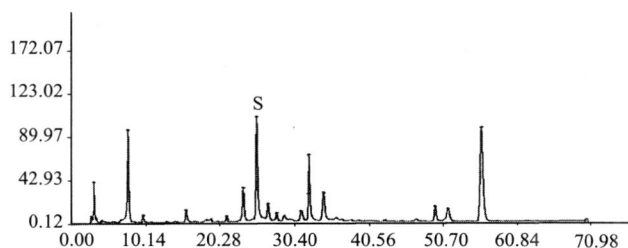

图 8-2　对照品指纹图谱

按中药色谱指纹图谱相似度评价系统计算，供试品指纹图谱与对照品指纹图谱的相似度不得低于 0.85。

（三）含量测定

1. 丹皮酚　色谱条件与系统适用性试验　以十八烷基硅烷键合硅胶为填充剂，以甲醇-水（55:45）为流动相；检测波长为 274nm。理论板数按丹皮酚峰计算应不低于 4000。

对照品溶液制备　取丹皮酚对照品适量，精密称定，加 50% 乙醇制成每 1ml 含 70μg 的溶液，即得。

供试品溶液制备　取"装量差异"项下的本品内容物，混匀，研细，取约 0.2g，精密称定，置具塞锥形瓶中，精密加入 50% 乙醇 25ml，密塞，称定重量，超声处理（功率 250W，频率 40kHz）30min，放冷，再称定重量，用 50% 乙醇补足减失的重量，摇匀，滤过，取续滤液，即得。

测定法　分别精密吸取对照品溶液与供试品溶液各 10μl，注入液相色谱仪，测定，即得。本品每粒含牡丹皮以丹皮酚（$C_9H_{10}O_3$）计，不得少于 1.8mg。

2. 芍药苷　色谱条件与系统适用性试验　以十八烷基硅烷键合硅胶为填充剂，以乙腈-水-磷酸-三乙胺（15:85:0.08:0.08）为流动相；检测波长为 230nm。理论板数按芍药苷峰计算应不低于 4000。

对照品溶液制备　取芍药苷对照品适量，精密称定，加甲醇制成每 1ml 含 40μg 的溶液，即得。

供试品溶液制备　取"装量差异"项下的本品内容物，混匀，研细，取约 0.1g，精密称定，置具塞锥形瓶中，精密加入甲醇 50ml，密塞，称定重量，超声处理（功率 250W，频率 40kHz）30min，放冷，再称定重量，用甲醇补足减失的重量，摇匀，滤过，取续滤液，即得。

测定法　分别精密吸取对照品溶液与供试品溶液各 10μl，注入液相色谱仪，测定，即得。本品每粒含白芍和牡丹皮以芍药苷（$C_{23}H_{28}O_{11}$）计，不得少于 3.0mg。

3. 苦杏仁苷　色谱条件与系统适用性试验　以十八烷基硅烷键合硅胶为填充剂，以甲醇-水（20:80）为流动相；检测波长为 218nm。理论板数按苦杏仁苷峰计算应不低于 4000。

对照品溶液制备　取苦杏仁苷对照品适量，精密称定，加 50% 乙醇制成每 1ml 含 40μg 的溶液，即得。

供试品溶液制备　取丹皮酚"含量测定"项下的供试品溶液，即得。

测定法　分别精密吸取对照品溶液与供试品溶液各 10μl，注入液相色谱仪，测定，即得。本品每粒含桃仁以苦杏仁苷（$C_{20}H_{27}NO_{11}$）计，不得少于 0.90mg。

五、注意事项

1. 中药特征图谱是指中药材经过适当的处理后，采用一定的分析手段和仪器检测得到，能够标识其中各种组分群体特征的共有峰的图谱。研究指纹图谱收集的原药材、饮片、提取物及相关产品均不少于 10 批次。不可将同一批次产品分散成数个批次，充当样品。

2. 为减小实验误差，含量测定用外标一点法进行计算。

六、讨论

1. 中药指纹图谱在中药质量控制中起到什么作用？
2. 还有何种方法可用于测定苦杏仁苷含量？

实验十八　万氏牛黄清心丸质量标准研究

一、实验目的

1. 掌握中药制剂质量标准内容。
2. 掌握根据处方和功能主治合理选择分析成分及分析方法。

二、实验条件

【处方】　牛黄 10g　　朱砂 60g　　黄连 200g　　栀子 120g　　郁金 80g　　黄芩 120g

【制法】　以上六味，除牛黄外，朱砂水飞成极细粉；其余黄连等四味粉碎成细粉；将牛黄研细，与上述粉末配研，过筛，混匀。每 100g 粉末加炼蜜 100~120g 制成大蜜丸，即得。

【性状】　本品为红棕色至棕褐色的大蜜丸；气特异，味甜，微涩，苦。

【功能主治】　清热解毒，镇惊安神。用于热入心包、热盛动风证，症见高热烦躁、神昏谵语及小儿高热惊厥。

【规格】　（1）每丸重 1.5g　　（2）每丸重 3g

三、仪器与试药

1. 仪器　薄层色谱扫描仪、分析天平、显微镜、鼓风干燥箱、紫外分析仪、恒温水浴锅、离心机、热回流装置、硅胶 G 薄层板、层析缸、研钵、凯氏烧瓶、锥形瓶、滴定管、移液管、玻璃漏斗等。

2. 试药　乙腈（色谱纯），甲醇、乙醇、异丙醇、丙酮、丁酮、乙醚、三氯甲烷、乙酸乙酯、正己烷、甲苯、甲酸、醋酸、浓氨试液、盐酸、硫酸、醋酸钠、硝酸钾、磷钼酸、磷酸二氢钾、十二烷基硫酸钠、三氯化铁、硫酸铁铵指示液、硫氰酸铵滴定液、硅藻土、硅胶 G，均为分析纯。

胆酸对照品、黄芩苷对照品、栀子苷对照品、盐酸小檗碱对照品、黄连对照药材，万氏牛黄清心丸。

四、实验内容

（一）鉴别试验

1. 显微鉴别　取本品，置显微镜下观察。糊化淀粉粒团块几乎无色（郁金）。种皮石细胞黄色或淡棕色，多破碎，完整者长多角形、长方形或不规则形，壁厚，有大的圆形纹孔，胞腔棕红色（栀子）。韧皮纤维淡黄色，梭形，壁厚，孔沟细（黄芩）。纤维束鲜黄色，壁稍厚，纹孔明显（黄连）。不规则细小颗粒暗棕色，有光泽，边缘暗黑色（朱砂）。

2. 理化鉴别 取本品3g，加水适量，研匀，反复洗去悬浮物，可得少量朱红色沉淀。取沉淀，加入盐酸1ml及少量铜片，加热煮沸，铜片由黄色变为银白色。

3. 牛黄的鉴别 取本品3g，剪碎，加硅藻土0.6g，研匀，加三氯甲烷10ml、冰醋酸0.5ml，加热回流30min，放冷，滤过，滤液蒸干，残渣加乙醇2ml使溶解，滤过，滤液作为供试品溶液。另取胆酸对照品，加乙醇制成每1ml含1mg的溶液，作为对照品溶液。吸取上述两种溶液各10μl，分别点于同一硅胶G薄层板上，以正己烷-乙酸乙酯-甲醇-醋酸（6:32:1:1）为展开剂，展开，取出，晾干，喷以10%磷钼酸乙醇溶液，在110℃加热约10min。供试品色谱中，在与对照品色谱相应的位置上，显相同颜色的斑点。

4. 黄芩的鉴别 取本品3g，剪碎，加硅藻土0.5g，研匀，加甲醇20ml，加热回流1h，放冷，滤过，滤液作为供试品溶液。另取黄芩苷对照品，加甲醇制成每1ml含1mg的溶液，作为对照品溶液。吸取上述两种溶液各5μl，分别点于同一以含4%醋酸钠的羧甲基纤维素钠溶液为黏合剂的硅胶G薄层板上，以乙酸乙酯-丁酮-甲酸-水（5:3:1:1）为展开剂，展开，取出，晾干，喷以2%三氯化铁乙醇溶液。供试品色谱中，在与对照品色谱相应的位置上，显相同颜色的斑点。

5. 栀子的鉴别 取本品3g，加乙醚15ml，研磨，弃去乙醚液，药渣挥去乙醚，加乙酸乙酯30ml，加热回流1h，放冷，滤过，滤液蒸干，残渣加甲醇3ml使溶解，滤过，滤液作为供试品溶液。另取栀子苷对照品，加甲醇制成每1ml含1mg的溶液，作为对照品溶液。吸取上述两种溶液各5μl，分别点于同一硅胶G薄层板上，以乙酸乙酯-丙酮-甲酸-水（10:7:2:0.5）为展开剂，展开，取出，晾干，喷以10%硫酸乙醇溶液，在105℃加热10min。供试品色谱中，在与对照品色谱相应的位置上，显相同颜色的斑点。

6. 黄连的鉴别 取黄连对照药材50mg，加甲醇10ml，加热回流15min，滤过，滤液蒸干，残渣加甲醇1ml使溶解，作为对照药材溶液。另取盐酸小檗碱对照品，加甲醇制成每1ml含0.5mg的溶液，作为对照品溶液。吸取黄连"含量测定"项下的备用溶液及上述两种溶液各2μl，分别点于同一硅胶G薄层板上，以甲苯-乙酸乙酯-异丙醇-甲醇-浓氨试液（12:6:3:3:1）为展开剂，展开，取出，晾干，置紫外光灯（365nm）下检视。供试品色谱中，在与对照药材色谱和对照品色谱相应的位置上，显相同的黄色荧光斑点。

（二）含量测定

1. 朱砂 取重量差异项下的样品，剪碎，混匀，取约5g，精密称定，置250ml凯氏烧瓶中，加硫酸30ml与硝酸钾8g，加热俟溶液至近无色，放冷，转入250ml锥形瓶中，用水50ml分次洗涤烧瓶，洗液并入溶液中，加1%高锰酸钾溶液至显粉红色且2min内不消失，再滴加2%硫酸亚铁溶液至红色消失后，加硫酸铁铵指示液2ml，用硫氰酸铵滴定液（0.1mol/L）滴定。每1ml硫氰酸铵滴定液（0.1mol/L）相当于11.63mg的硫化汞（HgS）。

本品每丸含朱砂以硫化汞（HgS）计，（1）应为69~90mg；（2）应为138~180mg。

2. 黄连 色谱条件及系统适用性试验 以十八烷基键合相硅胶为填充剂；以乙腈-0.05mol/L磷酸二氢钾溶液（50:50）（每100ml中加十二烷基硫酸钠0.4g，再以磷酸调节pH值为4.0）为流动相；检测波长为345nm。理论板数按盐酸小檗碱峰计算应不低于5000。

对照品溶液制备 取盐酸小檗碱对照品适量，精密称定，加甲醇制成每1ml含80μg的溶液，作为对照品溶液。

供试品溶液制备　取重量差异项下的样品，剪碎，混匀，取约 0.3g，精密称定，置索氏提取器中，精密加盐酸–甲醇（1∶100）混合溶液 25ml，称定重量，85℃ 水浴中加热回流 40min，放冷，再称定重量，用盐酸–甲醇（1∶100）混合溶液补足减失的重量，摇匀，离心，上清液滤过，取续滤液，即得。

测定法　分别精密吸取对照品溶液与供试品溶液各 5μl，注入液相色谱仪，测定，即得。

本品每丸含黄连以盐酸小檗碱（$C_{20}H_{17}NO_4 \cdot HCl$）计，小丸不得少于 7.5mg；大丸不得少于 15.0mg。

五、注意事项

1. 薄层色谱展开时，为防止出现边缘效应，应有充分的饱和时间。
2. 中药制剂中杂质较多，为延长色谱分析柱寿命，在其之前应串联上保护柱。

六、讨论

1. 请你说出几种盐酸小檗碱含量测定方法，并举出例子。
2. 滴定操作应注意哪些问题？

实验十九　杞菊地黄丸质量分析方案设计

一、实验目的

1. 掌握中药制剂质量标准的设计。
2. 熟悉中药制剂定性定量分析目标的选择方法。

二、实验条件

【处方】　枸杞子 40g　　菊花 40g　　熟地黄 160g　　酒萸肉 80g　　牡丹皮 60g
　　　　　山药 80g　　　茯苓 60g　　泽泻 60g

【制法】　以上八味，粉碎成细粉，过筛，混匀。每 100g 粉末用炼蜜 35~50g 加适量的水泛丸；或加炼蜜 80~110g 制成小蜜丸或大蜜丸，即得。

【性状】　本品为棕黑色水蜜丸、黑褐色的小蜜丸或大蜜丸；味甜，微酸。

【功能主治】　滋肾养肝。用于肝肾阴亏，眩晕耳鸣，羞明畏光，迎风流泪，视物昏花。

【规格】　大蜜丸，每丸重 9g

三、实验要求

1. 设计本品处方中药物的定性鉴别方案。
2. 设计本品中酒萸肉、牡丹皮的定量方案。
3. 列出本品的检查项目并制定方案。
4. 列出实验所需仪器、试剂、对照品及对照药材。
5. 按照设计的实验方案进行实验。

实验二十　双黄连口服液质量分析方案设计

一、实验目的

1. 掌握中药制剂质量标准的设计思路。
2. 掌握中药液体制剂的提取方法。

二、实验条件

【处方】　金银花 375g　　黄芩 375g　　连翘 750g

【制法】　以上三味，黄芩加水煎煮三次，第一次 2h，第二、三次各 1h，合并煎液，滤过，滤液浓缩并在 80℃时加入 2mol/L 盐酸溶液适量调节 pH 值至 1.0~2.0，保温 1h，静置 12h，滤过，沉淀加 6~8 倍量水，用 40% 氢氧化钠溶液调节 pH 值至 7.0，再加等量乙醇，搅拌使溶解，滤过，滤液用 2mol/L 盐酸溶液调节 pH 值至 2.0，60℃保温 30min，静置 12h，滤过，沉淀用乙醇洗至 pH 值为 7.0，回收乙醇备用；金银花、连翘加水温浸 30min 后，煎煮二次，每次 1.5h，合并煎液，滤过，滤液浓缩至相对密度为 1.20~1.25（70~80℃）的清膏，冷至 40℃时缓缓加入乙醇，使含醇达 75%，充分搅拌，静置 12h，滤取上清液，残渣加 75% 乙醇适量，搅匀，静置 12h，滤过，合并乙醇液，回收乙醇至无醇味，加入上述黄芩提取物，并加水适量，以 40% 氢氧化钠溶液调节 pH 值至 7.0，搅匀，冷藏（4~8℃）72h，滤过，滤液加入蔗糖 300g，搅拌使溶解，或再加入香精适量，调节 pH 值至 7.0，加水制成 1000ml［规格（1）、规格（2）］或 500ml［规格（3）］，搅匀，静置 12h，滤过，灌装，灭菌，即得。

【性状】　本品为棕红色的澄清液体；味甜，微苦。

【功能主治】　疏风解表，清热解毒。用于外感风热所致的感冒，症见发热、咳嗽、咽痛。

【规格】　每支装（1）10ml（每 1ml 相当于饮片 1.5g）　　（2）20ml（每 1ml 相当于饮片 1.5g）　　（3）10ml（每 1ml 相当于饮片 3.0g）

三、实验设计要求

1. 设计本品中三味药的定性鉴别方案。
2. 设计本品中三味药的含量测定方案。
3. 列出本品的检查项目并制定实验方案。
4. 列出实验所需仪器、试剂、对照品及对照药材。
5. 按照设计的实验方案进行实验。

参考文献

［1］国家药典委员会．中华人民共和国药典．一部、二部、三部、四部 ［M］．北京：中国医药科技出版社，2020．

［2］彭红，吴虹．药物分析实验 ［M］．北京：中国医药科技出版社，2015．

［3］孙立新．药物分析实验 ［M］．北京：中国医药科技出版社，2012．

［4］范国荣．药物分析实验指导 ［M］．北京：人民卫生出版社，2011．

［5］姚彤炜．药物分析实验教程 ［M］．杭州：浙江大学出版社，2011．

［6］宋粉云．药物分析实验 ［M］．北京：中国医药科技出版社，2007．